中药粉末显微鉴定技术

ZHONGYAO FENMO
XIANWEI JIANDING JISHU

主　　编	梁永枢	广东食品药品职业学院		
	张　翘	广东食品药品职业学院		
副 主 编	夏　黎	广东食品药品职业学院		
主　　审	段　启	广东食品药品职业学院		

编写人员（按姓氏笔画排序）

庄彩兰	广东食品药品职业学院	许友毅	广东岭南职业技术学院
吕立铭	惠州卫生职业技术学院	陈伶俐	广东食品药品职业学院
杜沛欣	广东食品药品职业学院	李　博	广东食品药品职业学院
杨文豪	顺德职业技术学院	杨珠琴	广东食品药品职业学院
张　娜	中山火炬职业技术学院	张　翘	广东食品药品职业学院
张黎黎	清远职业技术学院	林莹波	广东茂名健康职业学院
欧阳霄妮	广东江门中医药职业学院	梁永枢	广东食品药品职业学院
梁素娟	广东食品药品职业学院	夏　黎	广东食品药品职业学院
彭孝鹏	肇庆医学高等专科学校	廖　鹏	揭阳技术职业学院

广东高等教育出版社
Guangdong Higher Education Press
·广州·

图书在版编目（CIP）数据

中药粉末显微鉴定技术/梁永枢，张翘主编．—广州：广东高等教育出版社，2019.2（2024.2重印）
ISBN 978-7-5361-6352-2

Ⅰ．①中… Ⅱ．①梁…②张… Ⅲ．①中药鉴定学－显微结构 Ⅳ．①R282.5

中国版本图书馆CIP数据核字（2018）第107890号

广东高等教育出版社出版发行
地址：广州市天河区林和西横路
邮编：510500　电话：（020）87554153
网址：www.gdgjs.com.cn
佛山市浩文彩色印刷有限公司
787毫米×1 092毫米　16开本　8印张　180千字
2019年2月第1版　2024年2月第4次印刷
定价：35.00元

（版权所有，翻印必究）

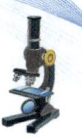

前　言

　　中药显微鉴定技术是指利用显微镜对中药材及成方制剂组成药味的内部组织、细胞及细胞后含物等特征进行观察，以确定其真伪优劣的一门技术。中药使用中，除中药材、中药饮片外，还常常以粉末入药，或以粉末制成丸、散、膏、丹、片、胶囊等剂型。药材经过研磨成细粉之后，原有的外观形态大部分消失，通过眼看、手摸、鼻闻、嘴尝的性状鉴定很难鉴别其真伪优劣。

　　实际上，每一种药材其内部结构、细胞形态是相对固定的，可以根据其细胞、组织的形态学特征、各种内含物或其他微细特征加以鉴别，在性状鉴定的基础上，进一步确认其真优。对于用药材粉末制成的制剂，只要依据处方，选取处方中各个药材专属显微特征作为鉴别依据，逐一对照，就能将组方药材分析清楚。

　　实践证明，显微鉴定是中药鉴别的重要手段之一，具有简便、快速、直观等特点，其在中药鉴定中有着重要的实际应用价值。

　　本书共分成三大部分。第一部分是中药显微鉴定技术的基础知识，包括常用显微镜的使用方法、显微制片方法、显微特征的观察和描述、显微测量、显微绘图技术、显微摄影技术。第二部分是显微实训的内容，包括显微镜的使用、42种中药的显微鉴定（其中植物药36种、动物药2种、矿物药2种、中成药2种），共43个实训项目。每一实训项目均按实训目的，实训仪器、材料与试剂，实训要点与难点，显微鉴定实训内容，思考题与作业的格式编写，并附上每个实训的显微特征彩色原图和对应的墨线图。第三部分是有关附文，包括中药显微鉴定实训室管理制度、中药显微实训报告评分标准、全国职业院校技能大赛赛项规程、参考文献。

  本书是参考全国职业院校技能大赛中药传统技能赛项——中药显微鉴别内容和广东省多所中高职院校多年中药显微实训课程内容编写，书中包含全国职业院校技能大赛中药传统技能赛项中的中药显微鉴别里 30 个药材粉末的鉴别。本书适合中药及相关专业院校学生使用，适合各职业院校参加全国职业院校技能大赛中药传统技能赛学生显微培训使用。

编　者

2018 年 8 月

目 录

中药显微鉴定实训室管理制度 ·· 1
中药显微实训报告评分标准 ·· 2
第一章　常用显微镜的使用方法 ·· 3
　　第一节　普通光学显微镜的使用方法 ··· 3
　　第二节　偏光显微镜的使用方法 ··· 7
第二章　显微制片方法 ·· 11
　　第一节　徒手切片法 ·· 11
　　第二节　石蜡制片法 ·· 12
　　第三节　粉末标本制片法 ··· 15
第三章　显微特征的观察和描述 ··· 17
　　第一节　显微特征的观察 ··· 17
　　第二节　显微特征的描述 ··· 18
第四章　显微测量 ··· 20
第五章　显微绘图技术 ·· 22
　　第一节　绘图的原则和步骤 ··· 22
　　第二节　显微特征图的绘制 ··· 23
第六章　显微摄影技术 ·· 26
第七章　中药显微实训项目 ··· 30
　　实训一　显微镜的使用及植物细胞和后含物观察 ··· 30
　　实训二　茯苓的显微鉴定 ··· 32
　　实训三　猪苓的显微鉴定 ··· 34
　　实训四　大黄的显微鉴定 ··· 36
　　实训五　人参的显微鉴定 ··· 38
　　实训六　甘草的显微鉴定 ··· 40
　　实训七　黄连的显微鉴定 ··· 42
　　实训八　黄芩的显微鉴定 ··· 44
　　实训九　半夏的显微鉴定 ··· 46
　　实训十　丹参的显微鉴定 ··· 48
　　实训十一　桔梗的显微鉴定 ··· 50

实训十二　当归的显微鉴定 …………………………………………… 52
实训十三　白术的显微鉴定 …………………………………………… 54
实训十四　浙贝母的显微鉴定 ………………………………………… 56
实训十五　天花粉的显微鉴定 ………………………………………… 58
实训十六　麦冬的显微鉴定 …………………………………………… 60
实训十七　黄柏的显微鉴定 …………………………………………… 62
实训十八　厚朴的显微鉴定 …………………………………………… 64
实训十九　肉桂的显微鉴定 …………………………………………… 66
实训二十　牡丹皮的显微鉴定 ………………………………………… 68
实训二十一　番泻叶的显微鉴定 ……………………………………… 70
实训二十二　大青叶的显微鉴定 ……………………………………… 72
实训二十三　松花粉的显微鉴定 ……………………………………… 74
实训二十四　丁香的显微鉴定 ………………………………………… 76
实训二十五　红花的显微鉴定 ………………………………………… 78
实训二十六　金银花的显微鉴定 ……………………………………… 80
实训二十七　洋金花的显微鉴定 ……………………………………… 82
实训二十八　五味子的显微鉴定 ……………………………………… 84
实训二十九　陈皮的显微鉴定 ………………………………………… 86
实训三十　补骨脂的显微鉴定 ………………………………………… 88
实训三十一　槟榔的显微鉴定 ………………………………………… 90
实训三十二　小茴香的显微鉴定 ……………………………………… 92
实训三十三　麻黄的显微鉴定 ………………………………………… 94
实训三十四　薄荷的显微鉴定 ………………………………………… 96
实训三十五　穿心莲的显微鉴定 ……………………………………… 98
实训三十六　海金沙的显微鉴定 ……………………………………… 100
实训三十七　蒲黄的显微鉴定 ………………………………………… 102
实训三十八　地龙的显微鉴定 ………………………………………… 104
实训三十九　全蝎的显微鉴定 ………………………………………… 106
实训四十　珍珠的显微鉴定 …………………………………………… 108
实训四十一　石膏的显微鉴定 ………………………………………… 110
实训四十二　二妙丸的显微鉴定 ……………………………………… 112
实训四十三　二陈丸的显微鉴定 ……………………………………… 115
附录　全国职业院校技能大赛赛项规程 …………………………………… 117
参考文献 ………………………………………………………………………… 120

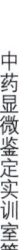

中药显微鉴定实训室管理制度

一、进入实训室须穿白大衣,白大衣袖口过长过宽须将其束住。长发女生须将头发扎起,并将长刘海用发夹夹住,不得披头散发。男生头发太长,遮眉挡目者也须将头发夹起。

二、进入实训室,须保持安静,不准大声喧哗,应遵守课堂秩序,听从教师指令做实验,不得迟到、早退。

三、学生开始实训前,须预习,明确本次实训目的,清楚实训内容,并做好实验记录,完成实验报告。

四、爱护实训室的一切设施,爱护显微镜,如发现异常应及时报告教师,不得自行处理。实训结束后须将显微镜清洁干净,并填写《显微镜使用记录》,请教师检查签名后方可将显微镜收起来。对违反操作规定规程造成损坏者参照学院仪器赔偿制度照章赔偿。

五、爱护永久标本片。上课前领用切片,下课后如数统一交回。

六、对于不听指挥、破坏教学秩序者,不准其继续进行实训。

七、每次实训结束后,在教师和实训室技术人员的指导下做好实训室的卫生工作,将实训中所使用物品按规定放置整齐,关好门、窗,切断水、电,方能离开。

八、严肃认真,严格执行本制度。

中药显微实训报告评分标准

一、严格执行《中药显微鉴定实训室管理制度》，除下面有扣分项外，违反一项扣 5 分。

二、正确使用酒精灯：正确点火，用完后及时灭火，用完后不灭火离开者扣 1 分。

三、粉末制片：用夹子把持载玻片透化扣 1 分；粉末焦化，扣 2 分；载玻片不干净，扣 1 分；盖玻片表面污染，扣 2 分。

四、显微镜使用：在低倍镜下，将制片放置在显微镜载物台上，如在高倍镜下放入，扣 2 分。不正确使用光源，扣 1 分。正确使用粗、细调节器，如在高倍镜下使用粗调节器，扣 1 分；造成盖玻片、载玻片被镜头压碎，扣 5 分。使用完毕时，需要及时清理，显微镜复原回位，未做者扣 3 分。

五、显微特征描绘：显微特征描绘不正确或过于潦草，一处扣 2 分；标注错误，一处扣 2 分；描绘（实训时教师要求描绘的）缺一处扣 3 分；不标注倍数扣 1 分；画图不用铅笔者扣 2 分。

六、报告不完整者，缺一项扣 1 分。

七、课堂内不能完成，超时者扣 5 分。

八、缺课者，本次实训 0 分。

第一章 常用显微镜的使用方法

第一节 普通光学显微镜的使用方法

一、显微镜的主要构造

普通光学显微镜的构造主要分为三部分：机械部分、照明部分和光学部分（如图 1-1-1 所示）。

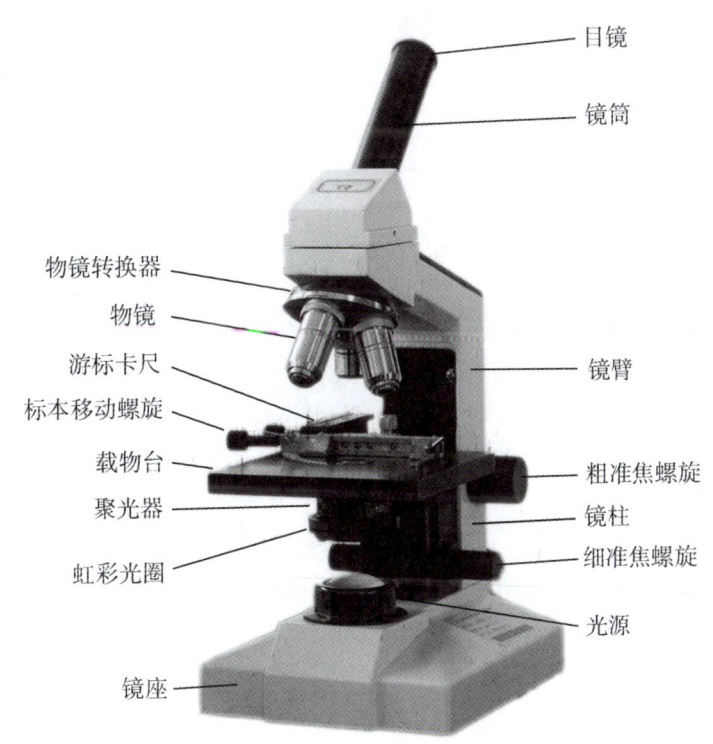

图 1-1-1 普通光学显微镜

1. 机械部分

（1）镜座：是显微镜的底座，用以支持整个镜体。

（2）镜柱：是镜座上面直立的部分，用以连接镜座和镜臂。

（3）镜臂：一端连于镜柱，一端连于镜筒，是取放显微镜时手握部位。

（4）镜筒：连在镜臂的前上方，镜筒上端装有目镜，下端装有物镜转换器。

（5）物镜转换器（旋转器）：接于棱镜壳的下方，可自由转动，盘上有3~4个圆孔，是安装物镜部位。转动转换器，可以调换不同倍数的物镜，当听到碰叩声时，方可进行观察，此时物镜光轴恰好对准通光孔中心，光路接通。

（6）镜台（载物台）：在镜筒下方，形状有方、圆两种，用以放置玻片标本，中央有一通光孔。我们所用的显微镜其镜台上装有玻片标本推进器（推片器），推进器左侧有弹簧夹，用以夹持玻片标本，镜台下有推进器调节轮，可使玻片标本做左右、前后方向的移动。

（7）调节器：是装在镜柱上的大小两种螺旋，调节时使镜台做上下方向的移动。

①粗调节器（粗螺旋）：大螺旋称粗调节器，移动时可使镜台做快速和较大幅度的升降，所以能迅速调节物镜和标本之间的距离使物象呈现于视野中，通常在使用低倍镜时，先用粗调节器迅速找到物象。

②细调节器（细螺旋）：小螺旋称细调节器，移动时可使镜台缓慢地升降，多在运用高倍镜时使用，从而得到更清晰的物象，并借以观察标本的不同层次和不同深度的结构。

2. 照明部分

照明部分装在镜台下方，包括反光镜和集光器。

（1）反光镜：装在镜座上面，可向任意方向转动，它有平、凹两面，其作用是将光源光线反射到聚光器上，再经通光孔照亮标本。凹面镜聚光作用强，适于光线较弱时使用；平面镜聚光作用弱，适于光线较强时使用。（现在光学显微镜多数是利用通电接通灯泡作为光源，故无须反光镜的操作，只要将显微镜的电源接上即可使用）

（2）聚光器（集光器）：位于镜台下方的聚光器架上，由聚光镜和光圈组成，其作用是把光线集中到所要观察的标本上。

①聚光镜：由一片或数片透镜组成，起汇聚光线的作用，加强对标本的照明，并使光线射入物镜内。镜柱旁有一调节螺旋，转动它可升降聚光器，以调节视野中光亮度的强弱。

②光圈（虹彩光圈）：在聚光镜的下方，由十几张金属薄片组成，其外侧伸出一柄，推动它可调节其开孔的大小，以调节光量。

3. 光学部分

（1）目镜：装在镜筒的上端，通常备有2~3个，上面刻有5×、10×或15×符号以表示其放大倍数，一般装的是10×的目镜。

（2）物镜：装在镜筒下端的旋转器上，一般有3~4个物镜，其中最短的刻有"4×"符号的为低倍镜，较长的刻有"10×"符号的为高倍镜，更长的刻有"40×"符号的为更高倍镜，最长的刻有"100×"符号的为油镜。此外，在高倍镜和油镜上还常加有一圈不同颜色的线，以示区别。

在物镜上，还有镜口率（N. A.）的标志，它反应该镜头分辨率的大小，其数字越大，表示分辨率越高。各物镜的镜口率及工作距离如表1-1-1所示。

表1-1-1　各物镜的镜口率及工作距离

物镜	镜口率（N. A.）	工作距离/mm
4×	0.1	18.5
10×	0.25	5.40
40×	0.65	0.39
100×	1.30	0.11

表1-1-1中的工作距离是指显微镜处于工作状态（物象调节清楚）时物镜的下表面与盖玻片（盖玻片的厚度一般为0.17 mm）上表面之间的距离，物镜的放大倍数越大，它的工作距离越小。

显微镜的放大倍数是物镜放大倍数与目镜放大倍数的乘积，如物镜为10×，目镜为10×，其放大倍数就为10×10=100。

二、显微镜的使用方法

1. 低倍镜的使用方法

（1）取镜和放置：显微镜平时存放在柜或箱中，用时从柜中取出，右手紧握镜臂，左手托住镜座，将显微镜放在自己左肩前方的实验台上，镜座后端距桌边五六厘米为宜，便于坐着操作。

（2）对光：用拇指和中指移动旋转器（切忌手持物镜移动），使低倍镜对准镜台的通光孔（当转动听到碰叩声时，说明物镜光轴已对准镜筒中心）。打开光圈，上升集光器，并将反光镜转向光源，以左眼在目镜上观察（单目镜以左眼观察，右眼睁开），同时调节反光镜方向，直到视野内的光线均匀明亮为止。

（3）放置玻片标本：取一玻片标本放在镜台上，一定使有盖玻片的一面朝上，切不可放反，用推片器弹簧夹夹住，然后旋转推片器螺旋，将所要观察的部位调到通光孔的正中。

（4）调节焦距：以左手按逆时针方向转动粗调节器，使镜台缓慢地上升至物镜距标本片约5mm处（一般旋尽旋钮）。应注意在上升镜台时，切勿在目镜上观察，一定要从右侧看着镜台上升，以免上升过多，造成镜头或标本片的损坏。然后，两眼同时睁开，在目镜上观察，左手沿顺时针方向缓慢转动粗调节器，使镜台缓慢下降，直到视野中出现清晰的物象为止。

如果物象不在视野中心，可调节推片器将其调到中心（注意移动玻片的方向与视野物象移动的方向是相反的）。如果视野内的亮度不合适，可通过升降集光器的位置或开闭光圈的大小来调节。如果在调节焦距时，镜台下降已超过工作距离（>5.40 mm）而未见到物象,说明此次操作失败,则应重新操作,切不可心急而盲目地上升镜台。

2. 高倍镜的使用方法

(1)按照低倍镜使用方法选好目标,一定要先在低倍镜下把需进一步观察的部位调到中心,同时把物象调节到最清晰的程度,才能进行高倍镜的观察。

(2)转动转换器,调换上高倍镜头时转动速度要慢,并从侧面进行观察(防止高倍镜头碰撞玻片),如高倍镜头碰到玻片,说明低倍镜的焦距没有调好,应重新操作。

(3)调节焦距:转换好高倍镜后,在目镜上观察,此时一般能见到一个不太清楚的物象,可将细调节器的螺旋逆时针转动 0.5~1 圈,即可获得清晰的物象(切勿用粗调节器)。

如果视野的亮度不合适,可用集光器和光圈加以调节。如果需要更换玻片标本,必须沿顺时针(切勿转错方向)转动粗调节器使镜台下降,方可取下玻片标本。

3. 油镜的使用方法

(1)在使用油镜之前,必须先经低、高倍镜观察,然后将需进一步放大的部分移到视野的中心。

(2)将集光器上升到最高位置,光圈开到最大。

(3)转动转换器,使高倍镜头离开通光孔,在需观察部位的玻片上滴加一滴香柏油,然后慢慢转动油镜。在转换油镜时,从侧面水平注视镜头与玻片的距离,使镜头浸入油中而又不压破载玻片为宜。

(4)观察目镜,并慢慢转动细调节器至物象清晰为止。

如果不出现物象或者目标不理想时则要重找,在加油区之外重找时应按:低倍→高倍→油镜程序。在加油区内重找时应按:低倍→油镜程序,不得经高倍镜,以免油玷污镜头。

(5)油镜使用完毕,先用擦镜纸蘸少许二甲苯将镜头上和标本上的香柏油擦去,然后再用干擦镜纸擦干净。

三、显微镜使用的注意事项

(1)持镜时必须是右手握臂、左手托座的姿势,不可单手提取,以免零件脱落或碰撞到其他地方。

(2)轻拿轻放,不可把显微镜放置在实验台的边缘,以免碰翻落地。

(3)保持显微镜的清洁,光学和照明部分只能用擦镜纸擦拭,切忌口吹手抹或用布擦,机械部分则用布擦拭。

(4)水滴、酒精或其他药品切勿接触镜头和镜台,如果玷污应立即擦净。

(5)放置玻片标本时要对准通光孔中央,且不能反放玻片,防止压坏玻片或碰坏物镜。

(6)要养成两眼同时睁开的习惯,以左眼观察视野,右眼用以绘图。

(7)要养成镜台缓慢地上升至顶后下降观察,物镜由低倍至高倍旋转观察的习惯。

（8）不要随意取下目镜，以防止尘土落入物镜，也不要任意拆卸各种零件，以防损坏。

（9）使用完毕后，必须复原才能放回镜箱内，其步骤是：取下标本片，转动旋转器使镜头离开通光孔，下降镜台，平放反光镜，下降集光器（但不要接触反光镜），关闭光圈，推片器回位，将显微镜清洁干净，盖上绸布和外罩，放回实验台柜内。最后填写使用登记表。（注：反光镜通常应垂直放，但有时因集光器没提至应有高度，镜台下降时会碰坏光圈，所以这里改为平放）

第二节 偏光显微镜的使用方法

偏光显微镜又称为"矿物显微镜"或"岩石显微镜"，在中药鉴定中，主要用来观察和分析矿物类中药的光学性质或生物中药的内含物（如淀粉粒、草酸钙结晶）等。

一、偏光显微镜的构成

以 XPT-7 型偏光显微镜为例（图 1-2-1），简要介绍偏光显微镜各部分的特征与用法。

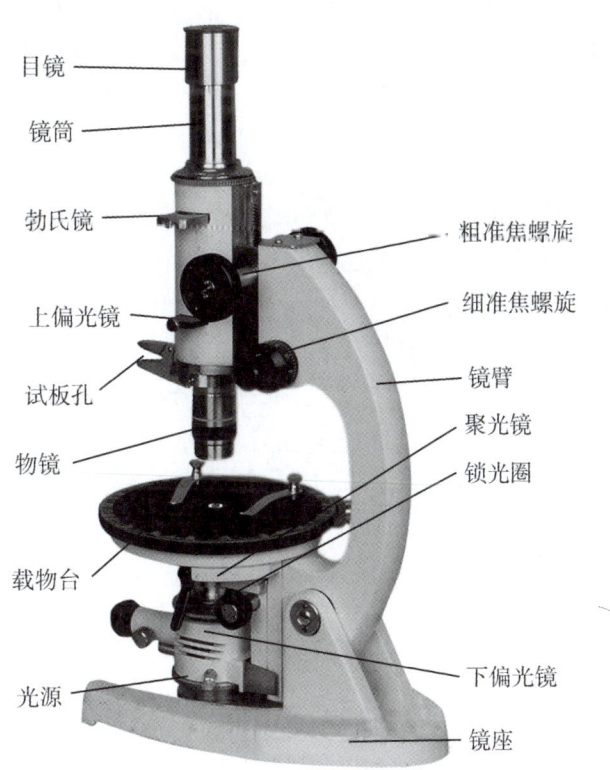

图 1-2-1　XPT-7 型偏光显微镜

（1）镜臂：呈弓形，其下端与镜座相连，上部装有镜筒。

（2）反光镜：是一个拥有平、凹两面的小圆镜，用于把光反射到显微镜的光学系统中去。当进行低倍研究时，需要的光量不大，可用平面镜；当进行高倍研究时，使用凹镜使光少许聚敛，可以增加视阈的亮度。

（3）下偏光镜：位于反光镜之上。从反光镜反射来的自然光通过下偏光镜后，即成为振动方向固定的偏光，通常用 PP 代表下偏光镜的振动方向。下偏光镜可以转动，以便调节其振动方向。

（4）锁光圈：位于下偏光镜之上。可以自由开合，用以控制进入视阈的光量。

（5）聚光镜：位于锁光圈之上。它是一个小凸透镜，可以把下偏光镜透出的偏光聚敛而成锥形偏光。聚光镜可以自由安上或放下。

（6）载物台：是一个可以转动的圆形平台。边缘有刻度（0~360°），附有游标尺，读出的角度可精确至 1/10°。同时配有固定螺丝，用以固定载物台。载物台中央有圆孔，是光线的通道。载物台上有一对弹簧夹，用以夹持光片。

（7）镜筒：为长的圆筒形，安装在镜臂上。转动镜臂上的粗准焦螺旋或细准焦螺旋可用以调节焦距。镜筒上端装有目镜，下端装有物镜，中间有试板孔、上偏光镜和勃氏镜。

（8）物镜：由 1~5 组复式透镜组成。其下端的透镜称前透镜，上端的透镜称后透镜。前透镜愈小，镜头愈长，其放大倍数愈大。每台显微镜附有 3~7 个不同放大倍数的物镜，每个物镜上刻有放大倍数、镜口率（N. A.）、机械筒长、盖玻片厚度等。镜口率表征了物镜的聚光能力，放大倍数越大的物镜其镜口率越大，而对于同一放大倍数的物镜，镜口率越大则分辨率越高。

（9）目镜：由两片平凸透镜组成，目镜中可放置十字丝、目镜方格网或分度尺等。显微镜的总放大倍数为目镜放大倍数与物镜放大倍数的乘积。

（10）上偏光镜：其构造及作用与下偏光镜相同，但其振动方向（以 AA 表示）与下偏光镜振动方向（以 PP 表示）垂直。上偏光镜可以自由推入或拉出。

（11）勃氏镜：位于目镜与上偏光镜之间，是一个小的凸透镜，根据需要可推入或拉出。

此外，除了以上一些主要部件外，偏光显微镜还有一些其他附件，如用于定量分析的物台微尺、机械台和电动求积仪，用于晶体光性鉴定的石膏试板、云母试板、石英楔补色器等。

二、偏光显微镜的使用

1. 使用前的检查

（1）确定起偏振镜或检偏振镜振动方向：将检偏振镜自镜中推出，只留一个起偏振镜观察工作台上的黑云母切片。转动工作台，当黑云母解理与起偏振镜的振动方向平行时黑云母吸收性最强，此时晶体呈现深棕色；当黑云母解理与起偏振镜的振动方向垂直时黑云母吸收性微弱，此时晶体呈现淡黄色，据此就能确定起偏振镜的振动方向。另一法是将起偏振镜自显微镜上取下，通过起偏振镜以较大倾斜角观察任一光亮的反射表面，转动起偏振镜至一最暗位置，即可确定起偏振镜振动方向与水平方向（左右不限）垂直。因光亮表面反射来的部分偏振光振动方向始终是观察者的左右方向，本仪器上的起偏振镜振动方向为观察者的左右方向。

（2）起偏振镜与检偏振镜正交：将检偏振镜推入（为观察清楚，应取下目镜、物镜及拨开聚光镜前片），转动起偏振镜，观察到最暗位置，即正交位置，此时起偏振镜刻线应对准00（1800）。

（3）目镜分划板十字线与起偏振镜、检偏振镜振动方向平行，检查方法同（1）。在单偏光下观察黑云母切片，当黑云母解理与起偏振镜的振动方向平行时，颜色最深，呈深棕色，此目镜分划板十字线之一应与黑云母解理方向平行。

2. 偏光显微镜的使用方法

（1）装卸物镜：先提升镜筒到一定高度，用左手将物镜固定夹张开，再用右手拿起物镜，自右向左轻轻地插入镜筒的下端，把物镜向前上方转动90°，使物镜座的斜钉正好落在固定夹凹口处，左手放松固定夹，因弹簧压缩关系，物镜便夹牢。（注意：装好后，可以用右手大拇指和食指轻轻地对弹物镜，看它是否夹正，若有杂音，则未夹住。卸物镜过程与上述正好相反）

（2）调节照明：打开锁光圈（逆时针方向转动锁光圈柄）。轻轻地推出聚光镜、上偏光镜和勃氏镜。把镜筒下降到很低的位置。转动反光镜，直至视阈最为明亮为止。

（3）调节焦距：从旁边看着物镜，用粗准焦螺旋将其慢慢地下降到最低位置，再从目镜中观察，用粗准焦螺旋慢慢地提升镜筒，当视阈中出现模糊形象时，就改用细准焦螺旋，一直调到物象完全清楚为止。

（4）物镜中心校正：观察旋转工作台上的切片，在切片中找一小黑点，使其位于目镜十字线中心；转动工作台，若物镜光轴与工作台中心不一致，黑点即离开十字线中心绕一个圆转动，圆的中心S即为工作台的中心；将小黑点转至01（此时距十字线中心最远），借物镜座上两个调节螺丝调节S与0重合，使得小黑点自01移回001距离一半。如此循环进行上述三步骤可使物镜光轴与旋转工作台中心重合。

（5）低、高倍物镜的使用：用低倍物镜时，应将拉索透镜移出光路，同时用平面反射镜引入光线。用高倍物镜及观察锥光图时，必须将拉索透镜引入光路，为增加视阈亮度，可用凹面反射镜引入光线。聚光镜之间的可变光栏可调节进光量的大小。当使用高倍物镜观察时，一般都先用低倍物镜来寻找目标，这时应先调节低倍物镜光轴与旋转工作台中心重合，并使欲观察的目标移向视场中心，然后更换上高倍物镜，调换时，将镜筒升高使物镜离开切片，这样可避免因物镜碰到切片而使切片移动。同时应注意不使物镜调节螺丝走动。

三、使用偏光显微镜的注意事项

（1）使用前应进行检查。

（2）显微镜要对座固定使用，不宜随意改换和搬动显微镜。搬动和放置显微镜时，动作要轻，严防震动，以免损坏光学系统。移动显微镜时，必须手握镜臂，并托住镜座。

（3）显微镜所有镜头均经校验，不得自行拆开。镜头必须保持清洁，如有尘土，须用笔刷或擦镜纸轻轻地将灰尘清除，切勿用手或其他物品拭擦，以防损坏镜头。

（4）显微镜镜头及其他附件，需置原附件盒中，并放在固定位置，严防坠地，附件用毕放回原处。

（5）切勿随便自行拆卸显微镜，或将附件调换使用。

（6）玻片置于载物台上时，盖玻片必须向上，并用弹簧夹夹住玻片。

（7）用高倍物镜对焦时，须眼睛旁观，切忌眼睛在目镜中观察，以免造成玻片压碎，损坏物镜。

（8）更换物镜时，一定要用手握住物镜转盘转动，切忌用手直接握住物镜转动，以免物镜损坏。

（9）使用上偏光镜及勃氏镜时，切忌猛力推送，以免震坏。

（10）仪器损坏或调节失灵时，切勿强力扭动。

（11）显微镜使用完毕，需将上偏光镜及勃氏镜推入，转动粗动手轮（粗准焦螺旋）将镜提起，镜筒上要留一目镜，关闭电源，并罩上仪器罩。

第二章
显微制片方法

进行显微鉴定时，应首先制作显微标本片，然后在显微镜下进行观察。

显微标本片根据制作方法和保存的需要，分为半永久制片、永久制片和临时制片三大类。半永久制片的封藏介质是半固体，可做暂时性保存；永久制片的封藏介质是固体，可做长期保存，但制作费时，多用于特殊目的；临时制片的封藏介质是流动性液体，容易损坏，不耐久藏，但制作简单、迅速，适用于一般观察及进行显微化学反应，在中药鉴定工作中应用最多。

在进行鉴定工作时，由于观察目的的不同，对不同供试品采取的制片方法也不同，所以又分切片标本片（包括横切片、纵切片，纵切片又包括切向纵切片和径向纵切片）、解离组织标本片、表面标本片、粉末标本片和磨片五种。其中横切片多用于观察组织的排列特征，纵切片多用于观察茎、木类中药的某些细胞组织，如射线的特征；解离组织片用于观察某些细胞的性状，如纤维、石细胞等；表面片多用于观察叶、花、全草、果实和种子等的表面特征，一般取其某一部分制作；粉末片多用于观察组织碎片、细胞及后含物或某些中药颗粒的特征；磨片用于坚硬药材如骨类、贝壳类及矿石的显微特征观察。

▶ 第一节　徒手切片法

徒手切片法是较常用而且比较简便的基本切片方法，制成的切片可保持细胞和后含物的原有形态，便于进行各种显微化学反应，但需要有较熟练的操作技术。

一、材料的预处理

将新鲜或湿润后的干药材洗净，切成适当大小的块或段，一般以宽不超过 1 cm，长不超过 3 cm 为宜；较坚硬的药材则以宽为 0.5 cm 为宜，切面应削平。质地软硬适中的药材可以直接进行切片；质地坚硬的药材则需先使其软化才能切片。常用的软化方法是将材料放入吸湿器中软化，一般可采用玻璃质干燥器在其中放入含 0.5% 苯酚的水而成，使用时将需软化的药材放入玻璃器皿中，然后放置在干燥器中的横隔板上，密封，一般的药材在 12～24 小时后均可吸湿软化，以供切片用。个别药材如软化后仍较硬，则可放入水中浸软或煮软，一般需 120 ℃，20 分钟左右。此外，对因过于柔软而不便于切片的药材，可将其浸入 70%～95% 乙醇中，约 20 分钟后即可变得较硬；柔软而薄的叶、花等药材，不便于直接手持切片时，可用某些植物的茎髓（如通草等）剖成两半夹着切；

细小的种子或果实，可试取软木塞一个或白橡皮一块，在一端切一窄缝，将药材嵌入其中切片。

二、切片方法

徒手切片前，应先准备好一个盛有清水的培养皿。在切片时，用左手的拇指与食指、中指夹住实验材料，拇指应低于食指 2～3 mm，以免被刀片割破。材料要伸出食指外 2～3 mm，左手拿材料要松紧适度，右手平稳地拿住刀片并与材料垂直。然后，在材料的切面上均匀地滴上清水，以保持材料湿润。将刀口向内对着材料，并使刀片与材料切口基本上保持平行，再用右手的臂力（不要用手的腕力）自左前方向右后方均匀地拉切。此时，左手的食指一侧应抵住刀片的下面，使刀片始终平整。连续地切下数片后，将刀片放在培养皿的水中稍一晃动，切片即漂浮于水中。

三、选片

当切到一定数量后，可在培养皿内挑选透明平整的薄片，放在载玻片上，加水或滴加稀乙醇溶液 1 滴，用低倍镜观察检查。

徒手切片一般只做临时观察，可封藏在水中进行观察。若要制成半永久片，可用稀甘油洗去水合氯醛液等，然后用融化的甘油明胶封藏。若要更清楚地显示其组织和细胞结构，可选择一些切片进一步通过固定、染色、脱水、透明及封藏等步骤进行制作，若做成永久玻片标本，则要参照石蜡制片的染色及封片方法进行。

▶ 第二节　石蜡制片法

石蜡制片法是目前植物性中药里重要的、常用的、效果较好的切片方法之一，但其缺点是制片周期较长。石蜡制片法是借助石蜡的特性，以其作为材料的填充剂和包埋剂，用石蜡切片机进行切片的制作方法，主要用于柔软和细小的药材切片。

石蜡切片法包括取材、固定、洗涤与脱水、透明、浸蜡与包埋、切片、贴片与烤片、脱蜡与水化、染色、脱水、透明、封片等步骤。一般的组织从取材固定到封片制成玻片标本需要数日，但标本可以长期保存使用，为永久性显微玻片标本。

一、取材

应根据要求选取材料来源及部位。例如植物细胞有丝分裂多选取洋葱根尖，细胞分裂快又便于切取。植物的不同生长期，其组织构造或代谢产物会有差异，有些植物的器官其上、中、下的构造也不尽相同。材料必须新鲜，搁置时间过久则产生蛋白质分解变性，导致细胞自溶及细菌的滋生，而不能反映组织活体时的形态结构。干燥药材需泡软后进行切割取材。

二、固定

用适当的化学药液——固定液浸渍切成小块的新鲜材料，迅速凝固或沉淀细胞和组织中的物质成分，终止细胞的一切代谢过程，防止细胞自溶或组织变化，尽可能保持其活体时的结构。固定能使组织硬化，有利于切片的进行，而且也有媒浸作用，有利于组织着色。固定液的种类很多，其对组织的硬化收缩程度以及组织内蛋白质、脂肪、糖类等物质的作用各不相同。例如纯酒精可固定肝糖而能溶解脂肪，甲醛能固定一般组织，但溶解肝糖和色素。固定液可分为单一固定液及混合固定液。前者有甲醛（蚁醛、福尔马林）、酒精、醋酸或冰醋酸等，单一固定液不能固定细胞中的所有成分；混合固定液可以互补不足，常用的混合固定液有 Bouin 氏液、Zenker 氏液、FAA 液等。因此，应根据所要显示的内容来选择适宜的固定液。固定液的用量通常为材料块的 20 倍左右，固定时间则根据材料块的大小及松密程度以及固定液的穿透速度而定，可以为 1 小时至数天，通常为数小时至 24 小时。

三、洗涤与脱水

固定后的组织材料需除去留在组织内的固定液及其结晶沉淀，否则会影响以后的染色效果。多数用流水冲洗；使用含有苦味酸的固定液固定的组织则需用酒精多次浸洗；如果组织经酒精或酒精混合液固定，则不必洗涤，可直接进行脱水。固定后或洗涤后的组织内充满水分，如不除去水分就无法进行以后的透明、浸蜡与包埋，因为透明剂多数是苯类，苯类和石蜡均不能与水相溶，若水分不脱尽，苯类就不能浸入。酒精为常用脱水剂，它既能与水相混合，又能与透明剂相混，为了减少组织材料的急剧收缩，应使用从低浓度到高浓度递增的顺序进行，通常从 30% 或 50% 酒精开始，经 70%、85%、95% 直至纯酒精（无水乙醇），每次时间为 1 小时至数小时，如不能及时进行各级脱水，材料可以放在 70% 酒精中保存，因高浓度酒精易使组织收缩硬化，不宜处理过久。正丁醇、叔丁醇、丙酮及二氧陆环等也可做脱水剂。

四、透明

透明的目的在于引入石蜡充满各个细胞。纯酒精不能与石蜡相溶，还需用能与酒精和石蜡相溶的媒浸液，替换出组织内的酒精。材料块在这类媒浸液中浸渍，出现透明状态，此液即称透明剂，透明剂浸渍过程称透明。常用的透明剂有二甲苯、苯、氯仿、正丁醇等，各种透明剂均是石蜡的溶剂。通常组织先经纯酒精和透明剂各半的混合液浸渍 1~2 小时，再转入纯透明剂中浸渍。透明剂的浸渍时间则要根据组织材料块大小而定。一般用 25%、50%、75%、100% 的二甲苯，配制时必须用无水乙醇，进入纯二甲苯时，需更换一次试剂，至材料完全透明，当细胞内均充满二甲苯时，即可浸蜡。如果透明时间过短，则透明不彻底，石蜡难以浸入组织；透明时间过长，则组织硬化变脆，就不易切出完整切片。

五、浸蜡与包埋

浸蜡是用石蜡取代透明剂，使石蜡浸入组织而起支持作用。通常先把组织材料块放在熔化的石蜡和二甲苯的等量混合液中浸渍 1~2 小时，再先后移入两个熔化的石蜡液中浸渍 3 小时左右，浸蜡应在高于石蜡熔点 3℃左右的温箱中进行，以利石蜡浸入组织内。浸蜡后的组织材料块放在装有蜡液的容器中（摆好在蜡中的位置），待蜡液表层凝固即迅速放入冷水中冷却，使其全部冷却凝固，即做成含有组织块的蜡块。容器可用光亮且厚的纸折叠成纸盒或金属包埋框盒。石蜡熔化后应在蜡箱内过滤后使用，以免因含杂质而影响切片质量，且可能损伤切片刀。通常石蜡采用熔点为 56~58 ℃的或 60~62 ℃的两种，可根据季节及操作环境温度来选用。

六、切片

包埋好的蜡块用刀片修成规整的四棱台，以少许热蜡液将其底部迅速贴附于小木块上，夹在轮转式切片机的蜡块钳内，使蜡块切面与切片刀刃平行，旋紧。切片刀的锐利与否、蜡块硬度适当与否都直接影响切片质量，可用热水或冷水水浴等方法适当改变蜡块硬度。通常切片厚度为 4~7 μm，切出一片接一片的蜡带，用毛笔轻托轻放在纸上。

七、贴片与烤片

用粘附剂将展平的蜡片牢附于载玻片上，以免在以后的脱蜡、水化及染色等步骤中二者滑脱开。粘附剂是蛋白甘油。首先在洁净的载玻片上涂抹薄层蛋白甘油，再将一定长度的蜡带（连续切片）或用刀片断开成单个蜡片于温水（45℃左右）中展平后，捞至玻片上铺正，或直接滴两滴蒸馏水于载玻片上，再把蜡片放于水滴上，略加温使蜡片铺展，最后用滤纸吸除多余水分，将载玻片放入 45℃温箱中干燥，也可在 37℃温箱中干燥，但需适当延长时间。在烘干蜡片过程中，切片应竖起，防止因水分蒸发而造成切片内含气泡。

八、脱蜡与水化

干燥后的切片需脱蜡及水化才能在水溶性染液中进行染色。用二甲苯脱蜡，再逐级经纯酒精及梯度酒精直至蒸馏水。如果染料配制于酒精中，则将切片移至与此酒精近似浓度时，即可染色。

九、染色

染色的目的是使细胞组织内的不同结构呈现不同的颜色以便于观察。未经染色的细胞组织其折光率相似，不易辨认。经染色可显示细胞内不同的细胞器及内含物以及不同类型的细胞组织。将溶去石蜡的切片材料逐级浸入 95%、80%、65%、50% 的乙醇中，每级 5~10 分钟；移入番红乙醇液中进行染色，一般需要进行 1~4 小时，擦净残留液体，检查木化的组织是否被染成红色，再依次移入 60%、80%、95% 乙醇中以洗去薄壁细胞被染上的红色；移入固绿溶液进行二重染色，1~2分钟后，取出擦净残留液体，检查木化组织是否仍为红色，薄壁组织是否被染成绿色。

十、脱水、透明与封片

染色后的切片尚不能在显微镜下观察，需经梯度酒精脱水，在95%及纯酒精中的时间可适当加长以保证脱水彻底；如染液为酒精配制，则应缩短在酒精中的时间，以免脱色。用二甲苯透明处理后，迅速擦去材料周围多余液体，滴加适量（1~2滴）中性树胶，再将洁净盖玻片倾斜放下，以免出现气泡，封片后即制成永久性玻片标本，在光镜下可长期反复观察。

石蜡制片程序及环节繁多，需数日才能完成1个周期，但切片可长期保存，供教学、科研及病理诊断或复查时使用，并可利用蜡块做其他项目的回顾性研究。病理常规制片过程中已简化了一些细的环节或缩短了部分处理时间以适应临床需要（可缩短至2天）。虽然冰冻切片大大快于石蜡切片，但所显示的形态结构却不如后者，因此病理医生最后还需要根据石蜡切片做出准确诊断。近些年来，在病理常规制片过程中采用了微波技术，从而大大缩短了制片过程，而且对形态结构没有影响。组织经微波辐射后加速组织内部分子的高速运动，以使液体的运输加快，增加弥散、渗透和交换效率，从而加速组织的固定、脱水、透明、包埋和染色各个环节。例如常规用福尔马林固定需数小时至1天，而且会使组织收缩及某些抗原成分不同程度地受到破坏；微波固定仅需1~2分钟，且可减少抗原的丢失和损害。选择适当的挡次（功率）、辐射时间和温度是极为重要的。目前微波技术的应用在国内尚处于起步阶段，许多技术应用环节尚需进一步摸索。

第三节 粉末标本制片法

粉末标本片主要用于粉末性药材及由粉末制成的中成药的观察。所用粉末必须能通过60目筛，较粗的粉末将会影响观察。此法是鉴定中药最常用的方法之一，简便快速，主要鉴别细胞和内含物的形态特征。其基本制片方法如下。

一、临时性制片

用解剖针或牙签取粉末少许，置于洁净的载玻片上，滴加1~2滴蒸馏水或甘油醋酸试液，加上盖玻片，置于显微镜下，可观察细胞中的不溶性物质如淀粉粒、脂肪油滴、色素颗粒等。如要观察细胞的形态特征，则应制作水合氯醛的透化装片。也是用解剖针或牙签取粉末少许，置于洁净的载玻片上，滴加1~2滴水合氯醛，在酒精灯下缓缓加热，使水合氯醛慢慢渗透入药材内部，如此重复透化2~3次，再滴加1滴稀甘油，加上盖玻片，用吸水纸擦去多余的稀甘油，置于显微镜下观察。水合氯醛可以除去细胞中的淀粉、油脂等，增加细胞壁的折光率，从而使细胞的形态更加清晰。加稀甘油的目的是为了防止水合氯醛结晶析出。

含多量油类的粉末常妨碍观察，可进行脱脂：取粉末少许放入小烧杯中，加氯仿少许搅拌浸渍，过滤，在滤纸上再加少许氯仿洗涤。颜色很深的粉末，可先进行脱色处理：取粉末少许置于小烧杯中或载玻片上，加少许3%的过氧化氢溶液或次氯酸钠溶液，待颜色变浅时，除去大部分液体，加新煮沸后放冷的蒸馏水，以及除去粉末中存在的许多气泡，即可供观察之用。

二、半永久性制片

将粉末药材放在载玻片上，加1滴稀甘油使粉末充分湿润后，吸去多余的甘油，再将载玻片在火焰上略加热，随即用玻棒加甘油明胶1~2滴，并按前法加盖玻片，必要时可在盖玻片上轻轻加压，以免胶层过厚。所加甘油明胶的量需适当，不宜过少也不可过多。放在无尘处待其充分冷却凝固后，用小刀轻轻刮去溢在盖玻片外的甘油明胶，并用湿布擦净，加贴标签即可。

如需将经过水合氯醛液透化处理过的粉末标本片改用甘油明胶封藏，则可先将水合氯醛液尽量除去，加入1~2滴甘油混匀，再去掉甘油，然后加甘油明胶封藏。

三、永久性制片

将粉末药材放在载玻片上，先用无水乙醇充分润湿，除去无水乙醇，加二甲苯1滴，使其充分混匀，除去二甲苯，再加二甲苯1滴，如颗粒已透明，则除去二甲苯后，加入混有加拿大树胶的二甲苯溶液1滴，然后加盖玻片。树胶的量应适当，不可过多或过少。制好的标本片应放在温暖无尘处，待树脂硬固即可。

永久性标本片制作时可以进行染色，使形象鲜明，染色操作必须在滴加无水乙醇之前进行。

第三章 显微特征的观察和描述

第一节 显微特征的观察

一、显微观察的方法

在显微镜下镜检时,视野寻找应先用低倍镜,再用适当的高倍镜观察,即按"先低倍后高倍"的原则进行。为了避免在显微观察时,对标本片内某些少见或偶见的特征遗漏而影响观察结果,我们可采用"之"字移动法,使标本片沿着一定的线路移动,这样可以检查到玻片的各个部位。

此法是在对焦后,旋动移动器,从盖玻片的左上角开始,逐渐使视野由左向右移动,到达右端后,使视野向近侧移动 2/3~3/4 个视野,然后使视野由右向左移动,到达左端后,再如前法移动,直到整个标本片全部观察完毕。镜检时视野移动线路如图 3-1-1 所示。

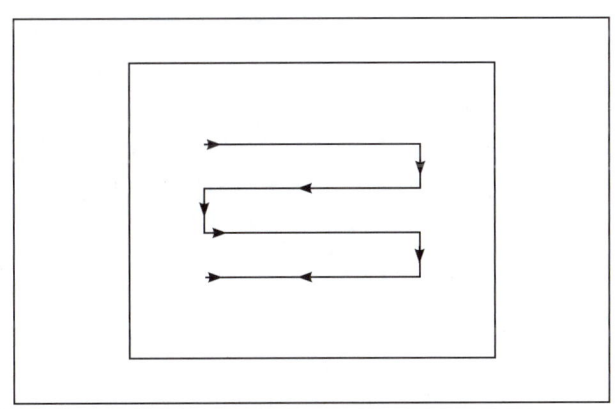

图 3-1-1 镜检时视野移动线路图

在进行一般的鉴定工作时,为了防止粉末混合不均匀等因素,应观察 1~3 张标本片为宜,以消除取样引起的差异。

二、鉴别特征的重复观察

在观察显微标本片(尤其是粉末或解离组织片时),往往需要重新观察某个显微特征颗粒,为此有必要对该特征在标本片中的位置进行记录,以便再次观察时能够迅速重现。记录的方法有如下两种:

（1）坐标法。把需要重现的特征移至视野的中央，记录标本移动器上横坐标与纵坐标的位置即可。在重复观察时，只要放上该标本片并把标本移动器的横、纵坐标调节到记录的位置，所需观察的目的物就会出现在视野中。

（2）标记法。①纸上标记法，即剪一小片白纸，其形状与盖玻片相同，在纸上用小圆圈标记出盖玻片下目的物出现的相应位置，然后贴在载玻片的一侧，以供参考。

②盖玻片标记法，即用标记笔在盖玻片上标记目的物的位置。应当注意的是，无论采用哪种记录方法，盖玻片都不可移动，否则记录的数据或位置可能失效。

第二节 显微特征的描述

中药的显微特征是通过观察其各种显微制片所得的显微形象，对这些显微形象进行精确而明白的描述是十分重要的。因此，显微特征的描述是显微鉴定工作中的重要内容，也是必备的基本功之一。显微特征描述的一般方法介绍如下。

一、组织特征的观察与描述

组织特征特别是横切面组织特征的观察与描述，一般是由外向内依次进行，如双子叶植物茎的初生构造由外向内依次为表皮、皮层和中柱三个部分。

在观察与描述中，首先注意其各部分的位置、形态、有无其他组织分布等特征，其次应注意各种细胞及其内含物的形状、颜色、大小。

（1）细胞形状的描述可分为平面和立体两种方式。但一般指在显微切片中所见到的平面形状。平面描述：就是根据一种显微制片上见到的细胞形状进行描述；立体描述：就是把显微制片上见到的细胞三个切面（横切、径向纵切、切向纵切）的形状综合起来，描述其立体形状。平面描述比较简单易行，但不易使人得到立体的概念；而立体描述需要综合后才能写出，但其概念明确，最适用于粉末药材的观察。例如木栓细胞的平面描述：横切面观扁平而切向延长，纵切面观扁平而径向延长，表面观呈多角形；立体描述则是把上述三个切面见到的形状综合起来，描述其立体形状，即木栓细胞呈扁平多边形。又如纤维，平面描述为其横切面观为多角形或小三角形，纵切面观为窄长纺锤形，纵向延长。

（2）颜色是指在显微镜下所见到的颜色。中药显微特征的颜色，通常不是单纯的一种颜色，即使同一种组织或细胞，有时亦有差异。这样，在描述特征物的颜色时，往往要用两个描写颜色的字重叠使用，并以后一种颜色为主。如黄白色就表示带黄的白色，以白色为主。

（3）大小是指在显微镜下用目镜测微尺测量的数据，一般取直径（椭圆形、长方形均量短径），如长度有鉴别意义，可加长度数据；导管、分泌细胞的直径常指外径；分泌腔、分泌道的直径常指内径。当目的物的大小差异很小时，可记载1个数字，如直径约50 μm；当目的物的大小有一定差距时，可记载最小值与最大值，如直径为15～40 μm（50 μm），括号内的数字表示少数目的物的数字大小；若目的物的大小差距很大时,可记载最小值、常见值和最大值,如长 20 ~ 40 ~ 80 μm。一般显微测量有如下规定:10 μm 以下可以带小数点;10 μm 以上的则要把小数四舍五入变为整数;200 μm 以上的数据,则可把个位数四舍五入变为十位数。这是因为中药的原植物、原动物体本身变异和显微测量的精确度影响,使 10 μm 以上数字中的小数和 200 μm 以上数字中的个位数变得没有实际意义的缘故。

二、粉末特征的观察与描述

粉末制片在显微镜下观察时,可见到多种组织碎片、细胞及内含物的特征。描述方法同上,在描述顺序上,一般可以按照"先多数后少数,先特殊后一般,先感官后测试"的原则进行。这三条原则不论是对于单纯粉末、混合粉末还是中成药粉末的显微特征描述,都是适用的。

(1)先多数后少数:粉末药材镜检时,总是数量多的容易被察见,数量少的难以被察见,有些特征极为稀少,所以在特征描述时应先描述多见的、易见的,后描述少见的、偶见的,并分别注明,以供参考。在进行描述工作中,检品特征被察见的难易有时会受到多方面的影响,从而导致描述的结果不准确。主要考虑下列几种情况:①检验操作的问题,如取样不均匀;②磨粉过筛的问题,如粉末不完全;③药用部分上的差异;④掺杂上的问题,如粉末中掺有其他物质,便可使原有物质的数量比例相应减少;⑤真伪上的问题。如在鉴定工作中发现上述情况,应立即分析原因,根据不同情况采取解决措施后再进行描述。

(2)先特殊后一般:各类药材粉末都具有一些为本类药材粉末所共有的组织和细胞等特征。共性特征,就大多数情况来说,对于具体药材的鉴定没有多大用处。所以在描述时应先重点描述比较特殊的组织、细胞以及内含物等,因为它们才具有鉴别的实际意义,而且在描述的时候应力求详尽。对于一般的特征,就大多数情况来说,只要在最后简单地提一句就可以了。

(3)先感官后测试:在对每一种细胞或细胞内含物进行描述时,应当先从感官入手,然后再对最易检出的特点进行描述。

三、中成药显微特征的描述

对于组方复杂的中成药,描述原则基本与粉末相同,但其中各类药材都有可能存在而不易体现"特殊"和"一般"的这种特点。为了便于分析比较检品的鉴别特征,描述顺序可按下列次序进行:水溶性物质(如菊糖、淀粉粒等)、晶体(如草酸钙结晶、矿物药的晶体等)、组织碎片(如植物的保护组织、厚壁组织、分泌组织、输导组织、薄壁组织以及动物药中的各种组织等)、细胞及其他。上述的描述顺序不是绝对的,进行鉴定工作时,应根据具体情况不同做必要的变动。

第四章
显微测量

使用标定的显微量尺,在显微镜下测量显微目的物的大小(一般以 μm 为计量单位),称为显微测量。显微量尺是显微测量标尺的简称,是用来测量显微镜下所观察物体的大小和数目的测量工具。显微量尺由镜台量尺和目镜量尺两部分组成,以 μm(微米)为长度单位。

一、镜台量尺

镜台量尺(stage micrometer),又称镜台测微计,是一种刻有标尺的特制载玻片。标尺全长 1 mm,刻度精确,共刻有 10 个大格,每一大格又分成 10 个小格,所以共有 100 个小格,每一小格的长度是 0.01 mm,即 10 μm。有的标尺全长 2 mm,分为 200 个小格。标尺的外围有一黑环,便于找到标尺的位置。标尺上用树胶封固一圆形盖玻片加以保护,如图 4-1-1(a)所示。

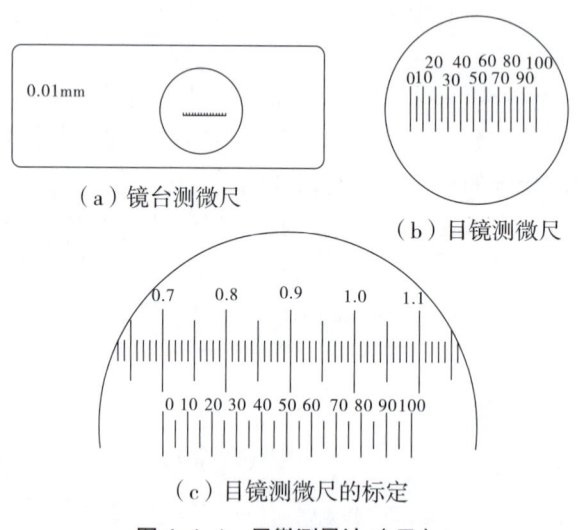

(a)镜台测微尺

(b)目镜测微尺

(c)目镜测微尺的标定

图 4-1-1　显微测量计(尺)

镜台量尺是显微测量的标准,用于校正目镜量尺,并不直接用于测量物体。

二、目镜量尺

目镜量尺(ocular micrometer),又称目镜测微计,是一种放置在目镜筒内的标尺,为直径 18~20 mm 的圆形玻璃片,其上刻有各种形式的标尺,有直线式和网格式等。测量长度的标尺为直线式,在圆形玻璃的中央,画有精确的平行刻度线,全长 1 cm 或

5 mm，等分成 100 个小格或 50 个小格（即每 1 个小格长 10 μm）。测量面积或计算数目的为网格式测微计，如图 4-1-1（b）所示。

使用时，将目镜从镜筒中取出，旋出接目透镜，将目镜量尺放在目镜的光阑上，使有刻度的一面向下，再将接目透镜复位旋上，插回镜筒中，即可进行测量。

目镜量尺是用于直接测量物体的，每小格的长度未知，因此必须用镜台量尺来校正，确定目镜量尺在不同条件下，每一小格的实际长度。

三、目镜量尺的校正

把目镜量尺装入目镜筒内后，将镜台量尺安放在载物台上，像通常观察标本一样，把有标尺的部位移到视野中央，调整焦距，看清楚标尺上的刻度线；转动目镜，使镜台量尺和目镜量尺相互平行；适当移动镜台量尺，使两量尺一端的刻度线相互重叠在一起，再找出两量尺在另一端的重叠刻度线，分别记下两个量尺在两条重叠线之间的小格数，按下列公式计算：

$$目镜量尺每 1 小格的实际长度 = \frac{镜台量尺的格数 \times 10}{目镜量的各数尺}（\mu m）$$

例 1：目镜 10×，物镜 10×，测得镜台量尺 58 小格与目镜量尺 40 小格完全重叠。则：

$$目镜量尺每 1 小格的实际长度 = \frac{58 \times 10}{40} \approx 14.5（\mu m）$$

例 2：目镜 10×，物镜 10×，测得镜台量尺 21 小格与目镜量尺 60 小格完全重叠。则：

$$目镜量尺每 1 小格的实际长度 = \frac{21 \times 10}{60} \approx 3.5（\mu m）$$

为了测量准确，一般需要重复测量 3～5 次，取平均值，小数点后面保留一位数。测得的数据，只要不更换显微镜或镜头，就能长期使用，一般记录在卡片上，以便查用。

四、微细物体的测量

取下镜台量尺，换上欲测标本片，观察，用目镜量尺测量物体所占的小格数，乘以目镜量尺每一小格的已测好的实际长度，即得。

例如：在 10×40 镜下测得山药针晶束长 40 小格，每一小格长度为 3.5 μm，则针晶束的实际长度是 3.5×40 = 140（μm）。

由于观察误差，如果计算结果有小数，可四舍五入。

五、使用显微量尺的注意事项

（1）显微量尺的校正和使用操作步骤，必须是先低倍镜，再高倍镜。
（2）两个量尺重叠线之间的小格数应尽量多一些，因数目越少，误差越大。
（3）更换显微镜或镜头后，必须重新校正和换算目镜量尺每小格长度。
（4）物体测量通常使用高倍镜，但测量长形物体如毛茸、纤维等，也可用低倍镜。

第五章
显微绘图技术

绘图是从事中药研究的药学工作者必备的技能之一，从事中药鉴定工作，主要应掌握墨线图绘制的基本技术，如原植物、原动物图的绘制，药材及其饮片特征图的绘制，显微特征图的绘制，理化鉴定的色谱图和光谱图的绘制等。

第一节 绘图的原则和步骤

一、绘图的一般原则

（1）一切结构均用线条来表示。线条要求粗细均匀，圆滑，明暗一致。

（2）所有结构线条不能用尺或其他圆规或曲线板等工具代画，必须徒手作图，以表示生物的自然形态。

（3）显示立体结构可用透视线条来表示。对球体、圆柱体或圆锥体的立体结构可以用圆点衬托明暗光线的方式，而不可用任何涂影来表示。点要小而圆，由密到稀逐步过渡。

（4）各部位应先画出引线再注文字。引线用直尺画实线来表示，要求细直、均匀、不交叉，以免误指。图内的结构名称，可直接用文字写明，也可用数码代注，再在图下集中注明。注字书写要求清楚、端正。图下须注明标本的名称、部位和放大倍数。用显微目镜量尺量出被测观察物在同一方向上的实际长度或大小。

二、绘图的基本步骤

（1）选择最典型的标本或结构。

（2）仔细观察各部位的形状和结构，注意它们间的比例关系和较明显的立体结构。

（3）用较淡的铅笔（2H 或 4H），按照实物或显微图像的比例关系和立体投影画出轮廓草图，经反复对照修改后，再用较浓的铅笔（HB 或 2B）绘出修改图。

（4）画引线，注字。

第二节 显微特征图的绘制

中药鉴定的绘图类型,主要有药用植物、药材及饮片、显微组织及粉末墨线图绘制的基本方法。下面主要介绍显微组织及粉末的绘图方法。

一、药材组织简图绘制法

采用一定的图案符号来表示药材切面中各种组织即某些特殊构造的层次和分布范围,这种组织图称为组织简图(如图 5-1-1 所示)。

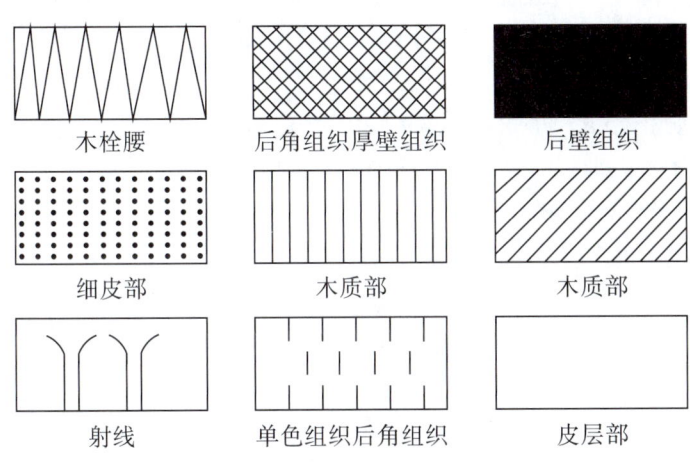

图 4-1-1 药材组织简图示例

绘制方法如下:

(1)制作标本片。制作反差较大的标本片,如各种二重、三重染色的石蜡切片,经间苯三酚—浓盐酸、氯化锌碘液或其他试剂染色后的手切片,要求组织结构清晰、界限分明。

(2)观察。描绘前,需要仔细观察标本片,熟悉切片中各种组织的构造层次,重要鉴别特征的位置、各种组织所占的比例等。

(3)勾画轮廓图。用幻灯机或投影仪,将标本片投像于绘图纸上,调整合适的放大倍数,用 3H(或 2H)铅笔轻轻勾画出各个部位的轮廓,不清晰的部位在显微镜下用显微测量加以校正;小型材料可以直接用描绘器进行勾画或徒手勾画。

(4)修正铅笔图。用 HB 铅笔修正上述轮廓图,将各部位重要特征,分别用规定的简图符号细心地描绘成铅笔图。

(5)图注及图名。简图绘完后,用整齐的引线将各部位依次向右方或上、下方(叶类中药)引出,写上图注,图下方写上图的名称并注明放大倍数。

(6)注意事项。绘简图符号时,应注意线条的平直和圆顺,点应均匀圆正,色调一致;简图是平面图,不应绘出立体感,所有部位均用符号表示,不应把某个部位绘成详图;简图一般要求整体性和全面性,但有的药材也可只绘局部或主要部位。

二、药材组织详图绘制法

组织详图是把组织中各种细胞由外向内一次绘出的组织图。绘制方法如下：

（1）制作标本片。制作反差较大的标本片，如各种二重、三重染色的石蜡切片，经间苯三酚—浓盐酸、氯化锌碘液或其他试剂染色后的手切片，要求组织结构清晰、界限分明。

（2）观察。描绘前，需要仔细观察标本片，熟悉切片中各种组织的构造层次，重要鉴别特征的位置、各种组织所占的比例等。

（3）勾画轮廓图。利用描绘器观察绘图，或显微照相后依次放大的照片绘图。先用3H（或2H）铅笔绘出草图，直径较小的组织可全部绘出，直径大的组织可由外向内分成数段，选取最有鉴别意义的组织特征描绘。描绘时，各段及各部位细胞的放大倍数应一致，各种细胞及内含物等应依次准确绘出，切忌随意填充。

（4）详图中各类细胞的表示法及各种类型铅笔的使用。

各类细胞的表示法一般有三种：

① 单线条法：适用于薄壁细胞。

② 双线条法：适用于略增厚壁的细胞。

③ 三线条法：适用于成群的厚壁细胞及导管；如单个散在时，采用双线条法。

铅笔使用注意：

B、HB铅笔：适于绘粗线条，如绘厚壁细胞、导管的外缘线。

H、2H铅笔：适于绘中线条，如绘薄壁细胞，各种结晶体、淀粉粒等。

3H铅笔：适于绘细线条，如绘厚壁细胞、导管的内缘线、层纹、纹孔等。

（5）修正铅笔图。将勾画的轮廓图用不同型号（硬度）的铅笔和（4）项中规定的画法修整成铅笔图。

（6）图注和图名。按简图法写上图注、图名和放大倍数。

（7）注意事项。组织详图是细胞的平面图，但细胞内含物以及厚壁细胞应注意绘出立体感。

三、药材粉末图绘制法

粉末图是描绘粉末药材中具有鉴别意义的组织碎片、细胞或细胞内含物形态的特征图。绘制方法如下：

（1）制作合适的粉末标本片，仔细观察。

（2）镜检时直接作图。

（3）选择有鉴别意义的特征，如实描绘。常见的粉末特征，如导管、各种厚壁细胞、内含物、分泌组织、毛茸等。注意观察和描绘不同的角度和断面，如表面观、断面观、极面观、赤道面观等。注意绘出立体感，如各种厚壁细胞、内含物、毛茸、导管等。

（4）图版的排列、大小和放大倍数。图版排列的原则为各类特征相对集中，又要与其他特征适当交叉、美观、充实、大方；在同一张粉末图中，要求使用同一个放大倍数。

（5）修正铅笔图。

（6）图注和图名。铅笔图绘完后，将各类粉末特征标上数码，在图下写明图的名称、放大倍数，注明特征数码的图注。

（7）注意事项。图版排列时，应注意突出重点特征，使其占主要版面，次要特征占次要版面或填补空隙，既不能过于密集繁杂，又不能过于稀疏松散，切忌不可纵、横排队式；图片的大小要适中，根据图纸的大小和图的多少确定。

第六章
显微摄影技术

显微摄影技术（microscopic photography），也称显微照相术，是利用摄影技术和显微镜把显微镜中观察到的组织、细胞图像记录下来，并以照片或幻灯片的形式供保存、观察、测量和分析鉴定。显微摄影一方面是探求奇异的微观世界，记录新鲜、罕见的微观图像。另一方面是科学家、医学工作者用来记录潜心钻研、刻苦追求的成果。

显微摄影拍摄的标本，多用石蜡处理或冰冻以后，切成薄薄的一片，固定在载玻片上，送到显微镜下观察和拍照。标本的色彩并不是原来物质的颜色，而是为了区分不同组织或物质所做的染色。根据染色方法、材料不同，可出现各种不同的色彩组合。作为科学家、医学工作者来说，要设法最清晰地表达不同组织或物质，从而证明自己的研究工作。

一、显微摄影装置

显微摄影装置最基本的结构就是：显微镜和照相机。传统的显微摄影一般使用传统的相机，将镜头去除，装在显微镜上，拍摄显微镜下看到的切片；或者使用专门的照相显微镜，有自己的专用片盒，可以拍35 mm胶片，也可拍一次成像和4×5页片，对焦、光圈、曝光全在显微镜上操作完成，除了连续照明外，甚至装有闪光灯和色温表，自动曝光系统既可点测光也可中心重点测光，曝光补偿、倒记数显示等，一应俱全。传统的显微摄影有着和传统相机一样的缺点：拍摄的照片不能立拍即现，照片必须要经过冲洗，在数字化成电子文档的时候细节有损失等。

数码显微摄影在装置上一般使用数码相机通过各种接口和显微镜的组合，然后将数码相机和计算机相连。数码显微摄影的优点在于可即时浏览拍摄，拍摄后的照片即时观看，减少废片率；另外拍摄后的照片即时传入到计算机的分析软件，即刻得出分析接结果，大大缩减了冲洗照片耽误的时间，从而解决了实验的连续性的问题；再者，数码显微摄影拍摄的图片为数字化的文档，可即刻用于PowerPoint教学或日后的编辑出版工作。

二、胶卷或存储卡的选择

（1）普通显微照相选择胶卷为图像的载体。胶卷按色彩分为黑白和彩色的，按尺寸大小分135、120、波拉片（一次成像）等，按感光灵敏度分为高感光度（ISO 400~3200度）、中感光度（ISO 50~200度）、低感光度（ISO 12~25度），按成像性质分为负片和反转片，按色彩要求分为日光型和灯光型。

用于显微摄影的理想胶卷应该是：高分辨力，大反差，色饱和度高而颗粒细，感光灵敏度高。

（2）数码显微照相选择存储卡或记忆棒为图像的载体。存储卡（memory card）或记忆棒（memory stick），其主要功能是记录不同类型的数字化内容，并且在不同的产品中进行分享和交流。其特点在于小巧、轻量、可靠并且易于操作，各种数字化内容（照片、计算机数据、音乐、动态图像）都可以储存在上面。在内存容量相同的情况下，数码相机所拍照片的存储格式与拍摄方式成一定的比例。普通情况下建议使用JPG的存储格式，因为这种格式存储空间小，便于网上传送；特殊情况下可以使用TIF的存储格式，这种格式占用存储的空间大，但画面清晰度高，便于后期编辑。此外，某些相机支持在同一张卡上存储多种格式。

从技术上讲，数码相机使用的影像传感器与胶卷十分类似，因此也可以仿照传统相机换用不同速度胶卷的形式那样设定不同的感光度，其成像质量与传统胶卷也十分类似：感光度越高，颗粒度越大。不过，胶卷的颗粒度来源于乳剂中的化学制剂粒子，而影像传感器的"颗粒度"则是电子信号的干涉现象或噪声信号造成的。而且，数码相机改变感光度设置无须像传统相机那样更换不同速度的胶卷，这使得摄影者可以根据环境光情况随时调整感光度，根据需要使用适当的快门速度和光圈组合。

三、显微摄影装置的使用

在显微摄影的操作中，标本和显微镜的调节与普通观察使用没有什么不同，但更要求严格按程序操作。常用的显微摄影可分为两种，一种是在摄影光路分出一个侧目镜，调节此侧目镜的调焦环至其中的以"+"字的线条呈分开的双线（4对），在此看到的标本图像就是将在胶卷上被记录下来的状态。另一种是不带侧目镜的，其在观察目镜中有一片带格标尺，调节观察目镜上的调焦环至有格标尺清晰，在此看到的标本图像就是将在胶卷上被记录下来的状态。另外，可根据需要来设置感光度、快门时间或自动曝光、重拍、连拍、数值记录等。这些装置在摄影系统上都较直观，易操作。

1. 拍摄操作的基本步骤

（1）手控显微摄影装置拍摄。①将胶片（或存储卡）装入照相机，并将相机安装在显微镜上。②把将要拍摄的切片置于显微镜下，开启光源，找到欲摄部位；选择镜头大小和接目筒的长短并确定放大倍数；根据切片颜色和要突出的部位选择滤色片。如果光源是外来光源，反光镜要用平面镜，利用集光器调节，以获得较高的分辨率和反差。③在物镜调节清晰后，进行曝光。先通过试拍确定曝光可能需要的时间，然后在快门上拨正刻度。照相机上的刻度有"T"，为使用1分钟以上的长时间者，开后不会自动关闭，到时需把它关上；"B"为使用1分钟以下者，开了能放手，到时将手一松，快门自动关闭；其他还有2 s、1 s、1/2 s、1/3 s等，这些开了到时间会自动关闭。快门速度调好后，即可按动快门，进行曝光。

由于数码相机采用的是电子感光器件CCD或CMOS感光成像的原理。因此，当快门按下后，存在一个比较短的延迟时间。在这段约半秒钟的时间里，如果你的手稍有抖动，便会使图像变虚，从而影响拍摄质量。这种情况在近距拍摄或显微拍摄时更为明显。因此，当按下快门时，需要用手将相机机身端稳，并保持几秒钟的静止；如果拍摄近距或显微样品时，最好固定好照相机并使用快门线拍摄。

（2）全自动摄影显微镜拍摄。①将胶卷装入暗盒内。②按说明书连接电路。③检查电路是否正确连接，一切正确后，开启光源，检查拍摄装置进行情况。④在载物台上安置欲摄像的显微标本片，并调节至物像清晰，同时选择好拍摄部位调节至视野中心。⑤调节控制台控制旋（按）钮，核对胶卷定数，同时将控制定数旋钮转至胶卷定数。将通光量调节旋钮转到（根据标本要求）适当度数（一般为70%）。调节电压控制旋钮至5，再转动控制台亮度旋钮，直到显微镜视野内现黄色取景框"[ ]"，推进显微镜载物台的推进器，把拍摄部位移入取景框就是底片曝光范围，只有在取景框内的组织才能摄进底片，亮度指示（黄色圆斑点）在欲突出的中心目标上。按下曝光速度显示按钮，记录曝光时间。按初曝光快门按钮，拍摄即告完毕。

2. 显微摄影需注意的问题

（1）滤光片的选择。显微摄影对滤光片的使用比一般观察时要重要得多，尤其是彩色摄影时滤光片配合得不好，会使拍摄效果大失水准。

拍摄黑白胶卷：为了达到最高分辨力和形成反差，应选用与标本颜色互补的单色滤光片。如橘红色的标本，选用蓝色滤光片；紫红色的标本，选用绿色滤光片等。较简单的方法是：换用各种颜色的滤光片观察一下，镜下的视觉与将在胶片上形成的效果相似。

拍摄彩色胶卷：使用滤光片要考虑的因素较多。如用灯光做光源的显微镜，选用日光型胶卷时，在光路上要加蓝色滤光片（如雷登80A型滤光片）把光线色温从3 200 K左右提高到5 500 K左右，适合于日光型胶卷对光色温的要求。否则，拍出的照片会偏色。滤光片的选择要根据需要的效果、所用的标本状况，光源性质和胶片特性等灵活掌握。例如，显微荧光摄影时，虽然用的是灯泡光源，但却不是发3 200 K色温的普通钨丝灯泡，而是高压汞灯，发出的是短波长光线，靠它激发产生荧光，故不能再加任何摄影用滤光片；再如用相差显微镜拍摄时，标本往往是无色透明，但在相差显微镜下呈现黄绿色，较适合人的视觉心理，此时没有必要再去校正色温，否则反而感到不真实。

（2）选择质量好的标本图像，这是拍摄到满意照片的前提，应引起拍摄者的高度重视。同时，还要选择合适的感光材料。

（3）严格地调整显微镜。调整不当所导致的不良现象，在普通观察时不易察觉到，但在照片上的差异却特别引人注目，如视野内亮度不均匀。调焦要准确，一是对目镜的调焦，二是对标本与物镜之间工作距离的把握。

（4）光线强度要适当，使标本图像的反差，色彩饱和度达到满意。感光过程中应绝对避免振动，即使不易被察觉到的振动，也足以导致记录图像的模糊。感光要正确。测光表提供的感光时间仅是参考。尽管多数情况下此值与正确感光值是一致的。测光表是依视野灰度18%为根据，测其亮度而提供感光时间的，但许多情况下视野灰度大大偏离18%，所以实际的感光时间必须补偿。如暗背景的感光量应比测得值减少1~2倍；明视野背景下的很小面积的图像应增加 1～2 倍。

（5）在数码照相时，不同焦距的微距镜头，应用特点有所不同，具体是：在同一像场比下，镜头的焦距越短则摄距越近；对同一摄距而言，焦距越长的镜头拍摄的画面越大；短焦距镜头可强调画面的透视感，长焦距镜头可压缩画面、模糊背景，更好地突出主体。使用微距镜头显微拍摄时，要根据拍摄倍率进行适当的曝光补偿，一般微距镜头使用说明书上都推荐有相应的曝光补偿数据，许多变焦镜头也有微距拍摄功能（严格意义上讲应称为"宏功能"或高倍拍摄功能，因为许多标 MACRO 字样的变焦镜头，高倍率拍摄时拍摄距离并非很近），但与定焦距镜头微距功能相比仍有差距。一是拍摄倍率较小，一般只为 1∶4，甚至更小（如尼康一镜头在 200 mm 焦距下的最大微距拍摄倍率仅为 1∶5.9，在 80 mm 焦距下仅为 1∶14），只有极少数达到 1∶2；二是用变焦镜头微距挡拍摄的成像质量不如定焦距微距镜头高。微距镜头给近距离拍摄较小物体提供了方便，但使用微距镜头进行微距拍摄时，景深很小，聚焦要十分仔细，并要尽可能将照相机架在三脚架或翻拍架上拍摄。

四、暗室技术

一般地说，彩色片（包括负片和反转片）必须送到专业冲印店去冲扩。而黑白感光材料处理容易、效果易控制、出样快等，适合于就地冲扩，被大多数实验室所采用。有关黑白照片冲扩使用的感光纸、显影液、定影液等材料的选择，以及冲洗胶卷、印放照片、照片修整等技术省略，请参考有关专业书籍。数码照相后的数码图片，可以转入电脑中存储或修改，也可送专业图片扩印店进行冲扩或制版。

第七章　中药显微实训项目

▶ 实训一
显微镜的使用及植物细胞和后含物观察

一、实训目的

（1）了解普通光学显微镜的构造。
（2）掌握普通光学显微镜的使用方法。
（3）了解显微镜下植物细胞和后含物的形态特征。
（4）掌握中药材显微特征正确的绘图方法。

二、实训仪器、材料与试剂

（1）仪器：显微镜、载玻片、盖玻片、酒精灯、吸水纸、擦镜纸、竹签、标签纸、刀片等。
（2）材料：新鲜洋葱、鲜山药、梨果肉。
（3）试剂：蒸馏水、碘试液、稀甘油。

三、实训要点与难点

（1）普通光学显微镜的使用。
（2）洋葱表皮细胞、山药针晶和淀粉粒、梨果肉石细胞的形态特征。
（3）显微特征正确的绘图。

四、显微鉴定实训内容

（1）洋葱表面细胞：细胞壁（位于植物细胞的最外层，是一层透明的薄壁），细胞膜（细胞壁的内侧紧贴着一层极薄的膜，叫作细胞膜），细胞质（细胞膜包着的黏稠透明的物质，叫作细胞质），细胞核（细胞质里含有一个近似球形的细胞核），液泡（在细胞质中，往往还能看到一个或几个液泡，其中充满着液体）。
（2）山药针晶：草酸钙针晶束存在于黏液细胞中，比较粗大。
山药淀粉粒：类圆形，多单粒，脐点点状、层纹有的明显，极少半复粒和复粒。
（3）梨果肉石细胞：常数个聚集成簇包埋于薄壁组织中。

五、思考题与作业

1. 思考题

（1）怎样使用显微镜的粗调节器和细调节器？

(2)怎样调节显微镜的光线?

(3)怎样在显微镜下寻找显微特征?

2. 作业

绘制洋葱表皮细胞、山药针晶和淀粉粒、梨果肉石细胞的显微特征图。

六、显微组织与墨线图

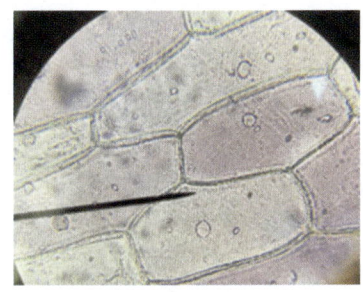
1. 洋葱表皮细胞

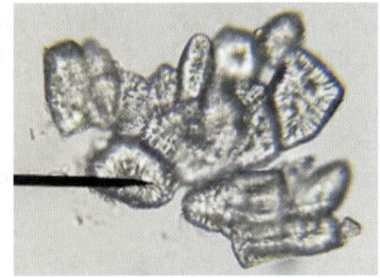
2. 梨果肉石细胞

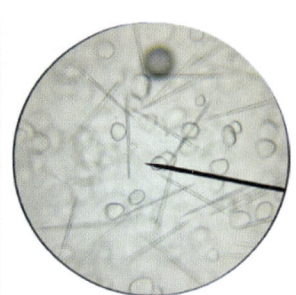
3. 山药针晶和淀粉粒

图 7-1-1　显微组织图

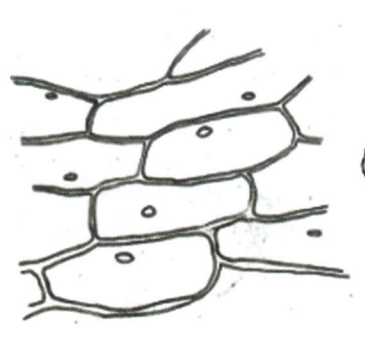
1. 洋葱表皮细胞

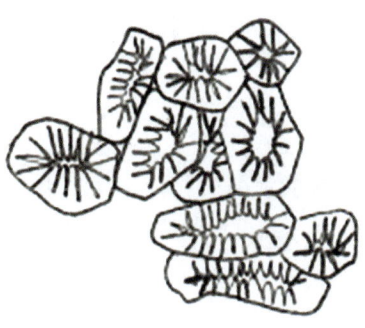
2. 梨果肉石细胞

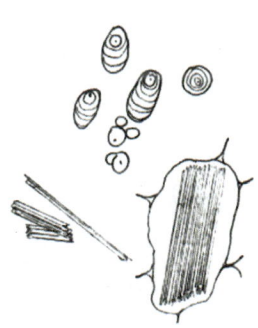
3. 山药针晶和淀粉粒

图 7-1-2　显微墨线图

实训二　茯苓的显微鉴定

一、实训目的

（1）掌握茯苓粉末主要的显微特征。
（2）掌握在显微镜下菌丝团块、菌丝的形态特征。
（3）通过实验，进一步掌握真菌类药材的显微特征。

二、实训仪器、材料与试剂

（1）仪器：显微镜、载玻片、盖玻片、酒精灯、吸水纸、擦镜纸、竹签、药匙、标签纸等。
（2）材料：药材粉末，为多孔菌科真菌茯苓 *Wolfiporia extensa*（Peck）Ginns 的干燥菌核。
（3）试剂：水合氯醛试剂、稀甘油试剂、蒸馏水、乙醇溶液等。

三、实训要点与难点

（1）茯苓粉末显微鉴别时直接用水装片无须加热透化。
（2）茯苓粉末菌丝和其他菌类药材菌丝的区别。

四、显微鉴定实训内容

（1）粉末特征：灰白色，气微，味淡，嚼之粘牙。
（2）菌丝团块：不规则颗粒状团块和分枝状团块无色，遇水合氯醛液渐溶化。
（3）菌丝：无色或淡棕色，细长，稍弯曲，有分枝，直径 $3 \sim 8\,\mu m$，少数至 $16\,\mu m$。

五、思考题与作业

1. 思考题

（1）以菌核入药的中药材有哪些？
（2）茯苓粉末显微制片时为什么不需要透化？
（3）茯苓粉末显微制片透化与不透化观察结果有何不同？

2. 作业

绘制茯苓粉末主要的显微特征图。

六、显微组织与墨线图

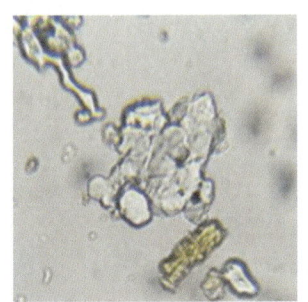
1a. 菌丝团块

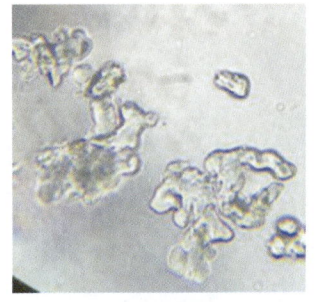
1b. 菌丝团块

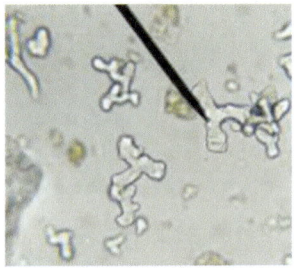
2a. 菌丝

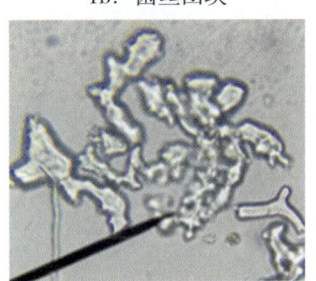
2b. 菌丝

图 7-2-1　茯苓粉末显微组织图

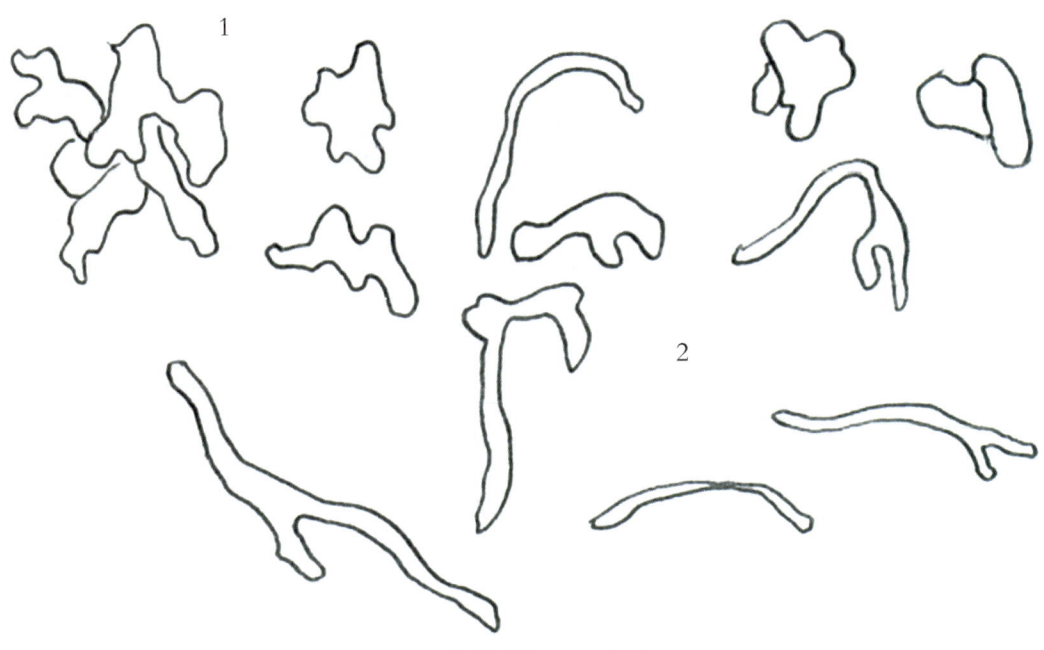

1. 菌丝团块　2. 菌丝

图 7-2-2　茯苓粉末显微墨线图

实训三　猪苓的显微鉴定

一、实训目的

（1）掌握猪苓粉末主要的显微特征。
（2）掌握在显微镜下猪苓菌丝、草酸钙方晶的形态特征。
（3）通过实验，进一步掌握真菌类药材的显微特征。

二、实训仪器、材料与试剂

（1）仪器：显微镜、载玻片、盖玻片、酒精灯、吸水纸、擦镜纸、竹签、药匙、标签纸等。
（2）材料：药材粉末，为多孔菌科真菌猪苓 *Polyporus umbellatus*（Pers.）Fr. 的干燥菌核。
（3）试剂：水合氯醛试剂、稀甘油试剂、蒸馏水、乙醇溶液等。

三、实训要点与难点

（1）猪苓粉末显微鉴别时直接用水装片无须加热透化。
（2）猪苓粉末菌丝和其他菌类药材菌丝的区别。

四、显微鉴定实训内容

（1）粉末特征：灰黄白色，气味均淡。
（2）菌丝：细长，弯曲，有分枝，粗细不一，直径 1.56 μm；棕色菌丝较粗，横壁不明显。
（3）草酸钙方晶：极多，大多呈正方八面体或者规则的双锥八面体，也有呈不规则多面形。有时可见数个结晶集合。

五、思考题与作业

1. 思考题

（1）猪苓和茯苓的入药部位是什么？
（2）猪苓菌丝与茯苓菌丝在显微特征上有何异同点？

2. 作业

绘制猪苓粉末主要的显微特征图。

六、显微组织与墨线图

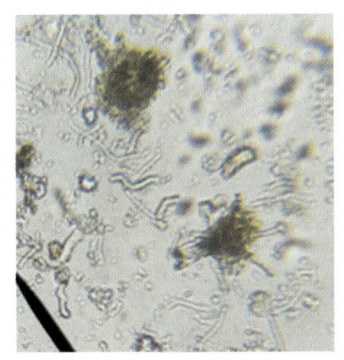 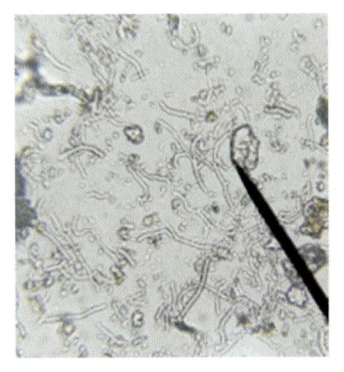 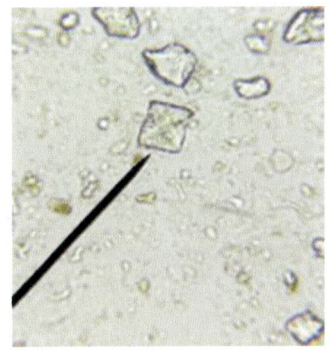

1. 菌丝团　　　　　　　　2. 菌丝　　　　　　　　3. 草酸钙方晶

图 7-3-1　猪苓粉末显微组织图

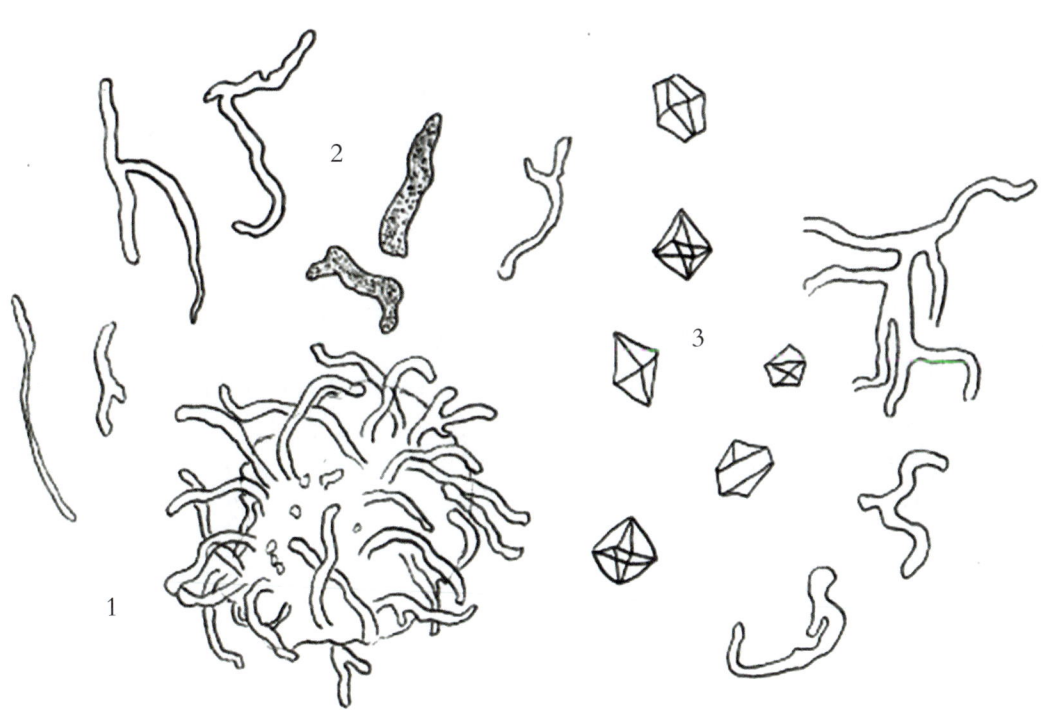

1. 菌丝团　2. 菌丝　3. 草酸钙方晶

图 7-3-2　猪苓粉末显微墨线图

实训四 大黄的显微鉴定

一、实训目的

（1）掌握大黄粉末主要的显微特征。
（2）掌握大黄草酸钙簇晶、导管在显微镜下的形态特征。
（3）通过实验，进一步掌握根和根茎类药材的显微特征。

二、实训仪器、材料与试剂

（1）仪器：显微镜、载玻片、盖玻片、酒精灯、吸水纸、擦镜纸、竹签、药匙、标签纸等。
（2）材料：药材粉末，为蓼科植物掌叶大黄 *Palmatum* Linn，唐古特大黄 *Rheum tanguticum* Maxim，*ex* Regel，或药用大黄 *Rheum officinale* Baill. 的干燥根和根茎。
（3）试剂：水合氯醛试剂、稀甘油试剂、蒸馏水、乙醇溶液等。

三、实训要点与难点

（1）掌握大黄草酸钙簇晶的大小以及形状。
（2）区分掌叶大黄、唐古特大黄、药用大黄的显微特征。

四、显微鉴定实训内容

（1）粉末特征：淡黄棕色，味苦涩，气微而特殊。
（2）草酸钙簇晶：极多，大小不一，一般极大，易破碎，草酸钙簇晶直径20～160 μm，有的至190 μm，棱角大多短钝。
（3）导管：主为具缘纹孔导管、网纹导管，直径约至140 μm，非木化，偶见螺纹导管及环纹导管非木化。
（4）淀粉粒：淀粉粒甚多，单粒类球形或多角形，直径3～45 μm，脐点多明显，星状、裂缝状、十字状、三叉状、人字状，大粒层纹明显；复粒较多，由2～8分粒组成。

五、思考题与作业

1. 思考题

（1）大黄横切面的"星点"是大黄的什么组织？
（2）大黄根与根茎显微特征有何异同？

2. 作业

绘制大黄粉末主要的显微特征图。

六、显微组织与墨线图

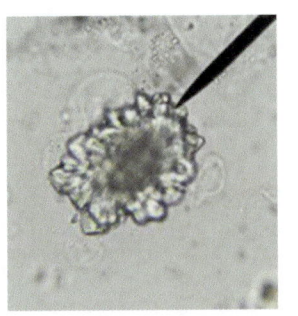
1. 草酸钙簇晶

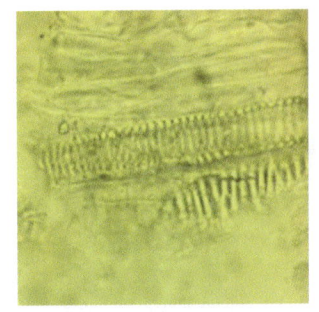
2a. 导管

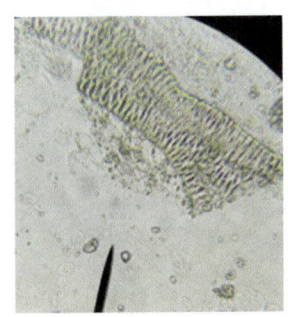
2b. 导管

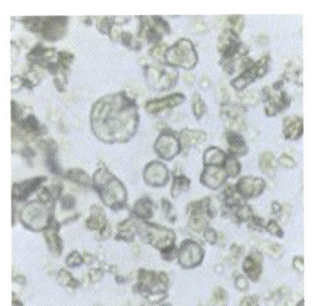
3. 淀粉粒

图 7-4-1 大黄粉末显微组织图

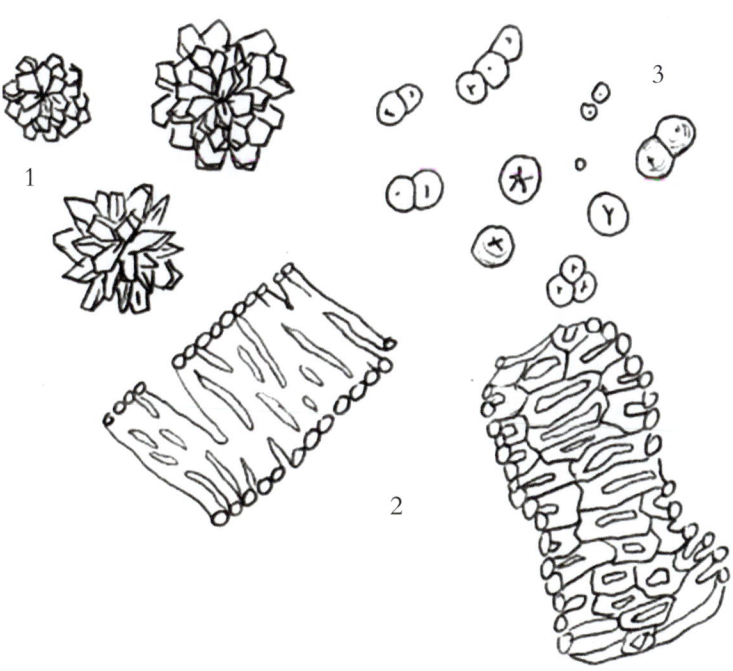

1. 草酸钙簇晶 2. 导管 3. 淀粉粒
图 7-4-2 大黄粉末显微墨线图

实训五　人参的显微鉴定

一、实训目的

（1）掌握人参粉末主要的显微特征。
（2）掌握人参树脂道、草酸钙簇晶、木栓细胞、导管的显微形态特征。
（3）通过实验，进一步掌握根和根茎类药材的显微特征。

二、实训仪器、材料与试剂

（1）仪器：显微镜、载玻片、盖玻片、酒精灯、吸水纸、擦镜纸、竹签、药匙、标签纸等。
（2）材料：药材粉末，为五加科植物人参 *Panax ginseng* C. A. Mey. 的干燥根和根茎。
（3）试剂：水合氯醛试剂、稀甘油试剂、蒸馏水、乙醇溶液等。

三、实训要点与难点

（1）人参草酸钙簇晶以及树脂道的特征。
（2）人参粉末中的树脂道不易观察。

四、显微鉴定实训内容

（1）粉末特征：米黄色，有香气，味微甘、辛。
（2）树脂道：纵断面或横断面碎片易见。直径 34～110 μm，稀有更大的，腔道中含黄色块状分泌物，周围分泌细胞中含有颗粒状物或油滴。
（3）草酸钙簇晶：直径 20～68 μm，棱角大多尖锐，稀有呈钝角。
（4）木栓细胞：无色或淡黄色。表面观呈类方形或多角形，壁薄，壁细波状弯曲，非木化或微木化。
（5）导管：主为网纹导管和梯纹导管，少数为螺纹导管，直径 10～56 μm，网纹导管的纹孔较大，宽至 7 μm。

五、思考题与作业

1. 思考题

（1）人参与西洋参的显微特征有何不同？
（2）人参不同的加工品的显微特征有何不同？
（3）人参与大黄的草酸钙簇晶有何异同？
（4）人参树脂道位于人参哪一位置？

2. 作业

绘制人参粉末主要的显微特征图。

六、显微组织与墨线图

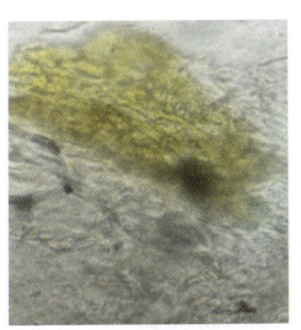
1. 树脂道

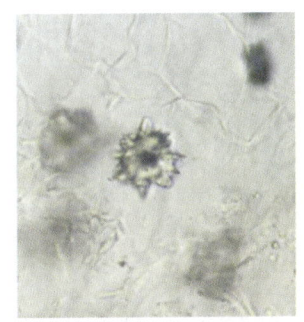
2. 草酸钙簇晶

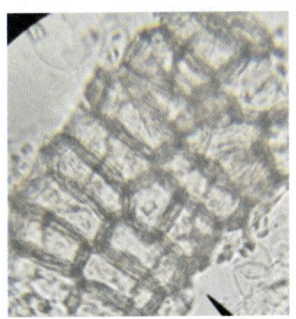
3. 木栓细胞

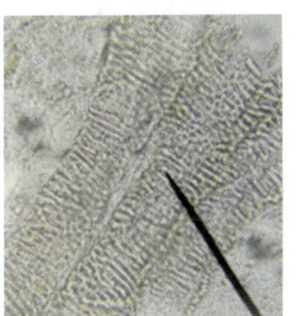
4. 导管

图 7-5-1　人参粉末显微组织图

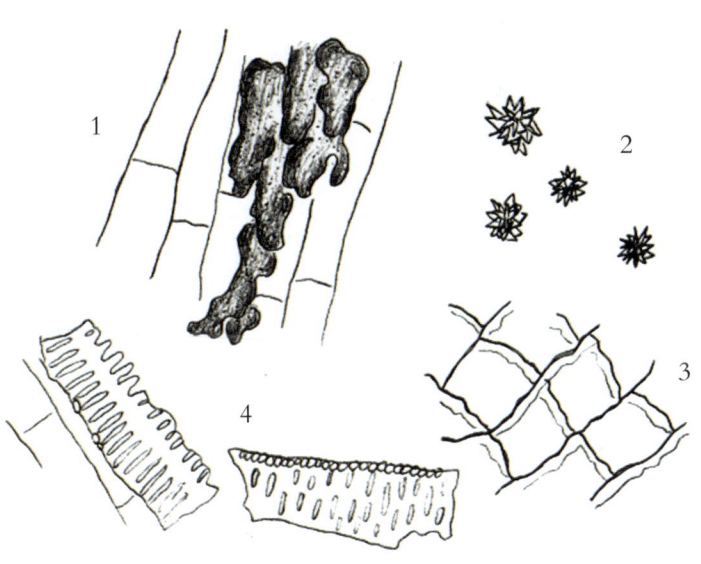

1. 树脂道　2. 草酸钙簇晶　3. 木栓细胞　4. 导管

图 7-5-2　人参粉末显微墨线图

实训六 甘草的显微鉴定

一、实训目的

（1）掌握甘草粉末主要的显微特征。
（2）掌握甘草纤维及晶纤维、草酸钙方晶、导管、木栓细胞的显微形态特征。
（3）通过实验，进一步掌握根和根茎类药材的显微特征。

二、实训仪器、材料与试剂

（1）仪器：显微镜、载玻片、盖玻片、酒精灯、吸水纸、擦镜纸、竹签、药匙、标签纸等。
（2）材料：药材粉末，为豆科植物甘草 *Glycyrrhiza uralensis* Fisch. ex DC.，胀果甘草 *Glycyrrhiza inflata* Batal.，或光果甘草 *Glycyrrhiza glabra* Linn. 的干燥根和根茎。
（3）试剂：水合氯醛试剂、稀甘油试剂、蒸馏水、乙醇溶液等。

三、实训要点与难点

（1）观察甘草含晶纤维和无晶纤维的形态特征。
（2）甘草具缘纹孔导管的特点。
（3）区分豆科植物甘草、胀果甘草、光果甘草的显微特征。

四、显微鉴定实训内容

（1）粉末特征：淡棕黄色，气微，味甜而特殊。
（2）纤维及晶纤维：纤维成束，细长、微弯曲，末端渐尖，壁极厚，微木化，孔沟不明显，胞腔线形。周围薄壁细胞含草酸钙方晶，形成晶纤维。
（3）草酸钙方晶：多见，呈双锥形，长方形，或类方形，直径约至 16 μm，长至 24 μm。
（4）导管：具缘纹孔导管较大，多破碎，微显黄色，具缘纹孔较密椭圆形或斜方形，稀有网纹导管。
（5）木栓细胞：木栓细胞红棕色，表面呈多角形，大小均匀，壁薄，微木化，横断面观细胞排列整齐。

五、思考题与作业

1. 思考题

（1）如何区分纤维和晶纤维？
（2）含晶纤维的药材有哪些？
（3）什么叫具缘纹孔导管？其特点是什么？

2. 作业

绘制甘草粉末主要的显微特征图。

六、显微组织与墨线图

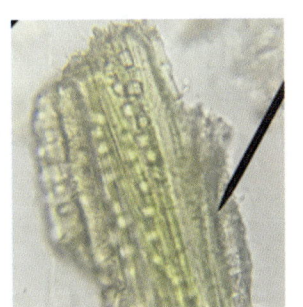

1. 纤维及晶纤维

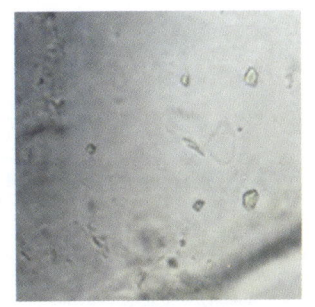

2. 草酸钙方晶

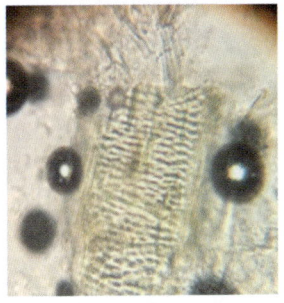

3. 导管

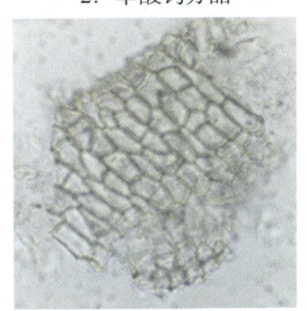

4. 木栓细胞

图 7-6-1 甘草粉末显微组织图

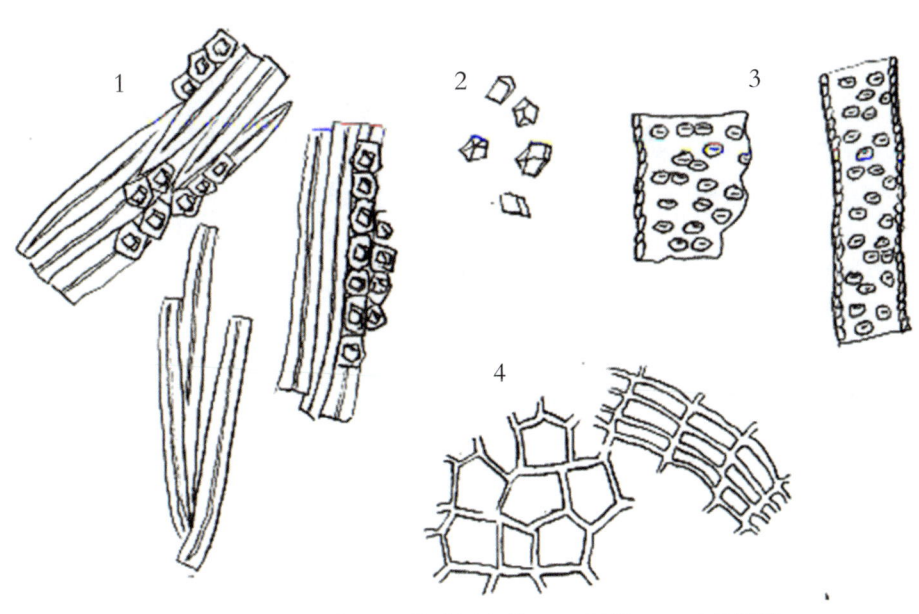

1. 纤维及晶纤维　2. 草酸钙方晶　3. 导管　4. 木栓细胞

图 7-6-2 甘草粉末显微墨线图

实训七　黄连的显微鉴定

一、实训目的

（1）掌握黄连粉末主要的显微特征。
（2）掌握黄连石细胞、韧皮纤维、木纤维的形态特征。
（3）通过实验，进一步掌握根和根茎类药材的显微特征。

二、实训仪器、材料与试剂

（1）仪器：显微镜、载玻片、盖玻片、酒精灯、吸水纸、擦镜纸、竹签、药匙、标签纸等。
（2）材料：药材粉末，为毛茛科植物黄连 *Coptis chinensis* Franch，三角叶黄连 *Coptis deltoidea* C. Y. Cheng et Hsiao，或云连 *Coptis teeta* Wall. 的干燥根茎。
（3）试剂：水合氯醛试剂、稀甘油试剂、蒸馏水、乙醇溶液等。

三、实训要点与难点

（1）黄连木纤维、韧皮纤维的特征。
（2）黄连石细胞的特点，与其他药材的石细胞有何不同。

四、显微鉴定实训内容

（1）粉末特征：深棕黄色，气微，味极苦。
（2）石细胞：鲜黄色，单个或成群散在，呈类圆形、类方形、类长方形、多角形，边缘大多不平整或有凹凸，壁厚 9~8 μm，有的层纹明显，纹孔小，孔沟细，有的胞腔不规则或有分枝。
（3）韧皮纤维：鲜黄色，多成束，较粗短，呈纺锤形、长梭形，末端斜尖圆或狭细，壁厚，纹孔较稀，孔沟较粗。
（4）木纤维：鲜黄色，成束，较细长，壁稍厚，纹孔稀疏，有的交叉成人字形。
（5）鳞叶表皮细胞：绿黄色或黄棕色，略呈长方形、长多角形或形状不一，壁微波状弯曲或连珠状增厚。

五、思考题与作业

1. 思考题

（1）石细胞是植物的什么组织？
（2）黄连显微特征为什么多鲜黄色？

2. 作业

绘制黄连粉末主要的显微特征图。

六、显微组织与墨线图

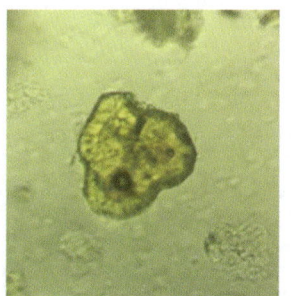
1a. 石细胞

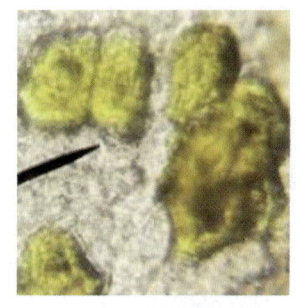
1b. 石细胞

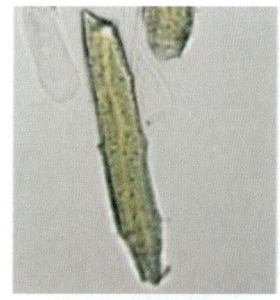
2. 韧皮纤维

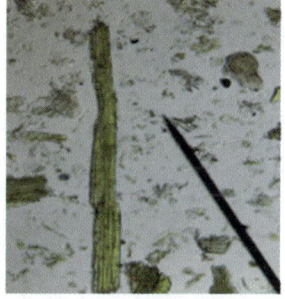
3. 木纤维

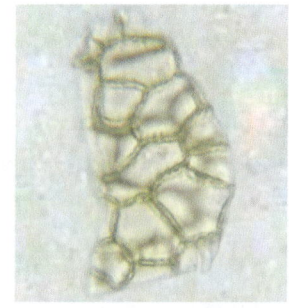
4a. 鳞叶表皮细胞

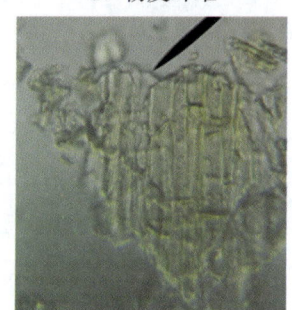
4b. 鳞叶表皮细胞

图 7-7-1 黄连粉末显微组织图

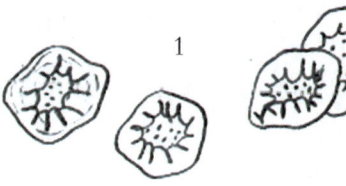
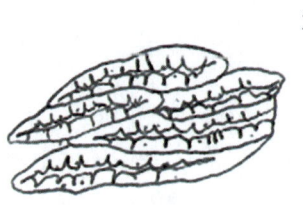
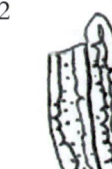
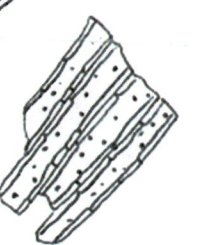
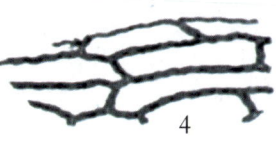

1. 石细胞 2. 韧皮纤维 3. 木纤维 4. 鳞叶表皮细胞

图 7-7-2 黄连粉末显微墨线图

实训八　黄芩的显微鉴定

一、实训目的

（1）掌握黄芩粉末主要的显微特征。
（2）掌握黄芩韧皮纤维、石细胞、木纤维的形态特征。
（3）通过实验，进一步掌握根和根茎类药材的显微特征。

二、实训仪器、材料与试剂

（1）仪器：显微镜、载玻片、盖玻片、酒精灯、吸水纸、擦镜纸、竹签、药匙、标签纸等。
（2）材料：药材粉末，为唇形科植物黄芩 *Scutellaria baicalensis* Georgi 的干燥根。
（3）试剂：水合氯醛试剂、稀甘油试剂、蒸馏水、乙醇溶液等。

三、实训要点与难点

（1）黄芩韧皮纤维、木纤维、石细胞的显微特征。
（2）黄芩与黄连的韧皮纤维、木纤维、石细胞的异同点。

四、显微鉴定实训内容

（1）粉末特征：深棕黄色，气微，味极苦。
（2）韧皮纤维：单个散在或数个成束，微黄色，梭形，有的稍弯曲，两端尖或斜尖，有的钝圆，长 60～250 μm，直径 9～33 μm，壁厚，孔沟细。
（3）石细胞：单个散在或 2～3 个成群，淡黄色，类圆形、类方形或长方形，壁较厚或甚厚。
（4）木纤维：较细长，多碎断，直径约 12 μm，有稀疏斜纹孔。
（5）木栓细胞：少见，表面观呈类多角形或稍狭长，壁较薄，微木化。
（6）导管：主为网纹导管，也有具缘纹孔及环纹导管，直径 24～72 μm。

五、思考题与作业

1. 思考题
（1）黄芩、黄连的韧皮纤维、木纤维、石细胞有何不同？
（2）黄芩、黄连、黄柏的显微特征有何异同？
2. 作业
绘制黄芩粉末主要的显微特征图。

六、显微组织与墨线图

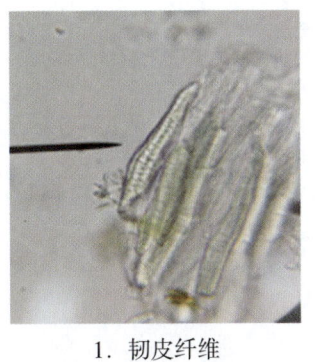
1. 韧皮纤维

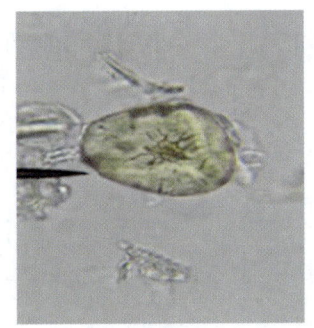
2a. 石细胞

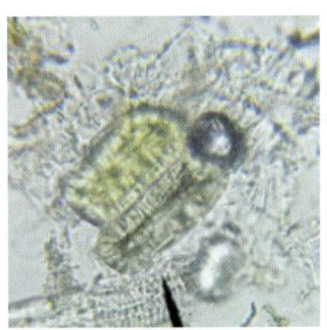
2b. 石细胞

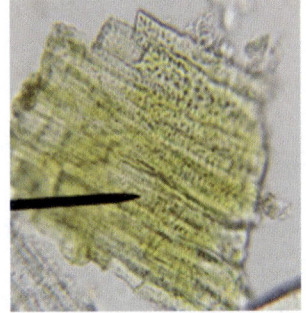
3a. 木纤维

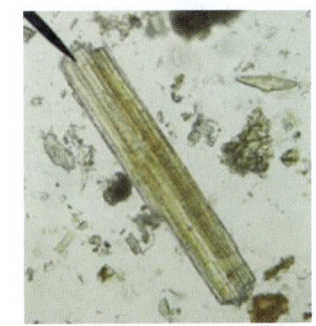
3b. 木纤维

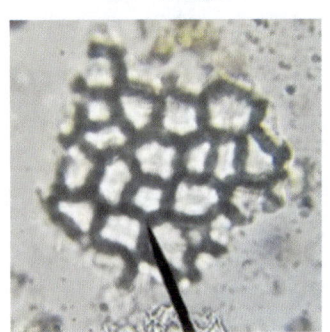
4. 木栓细胞

图 7-8-1 黄芩粉末显微组织图

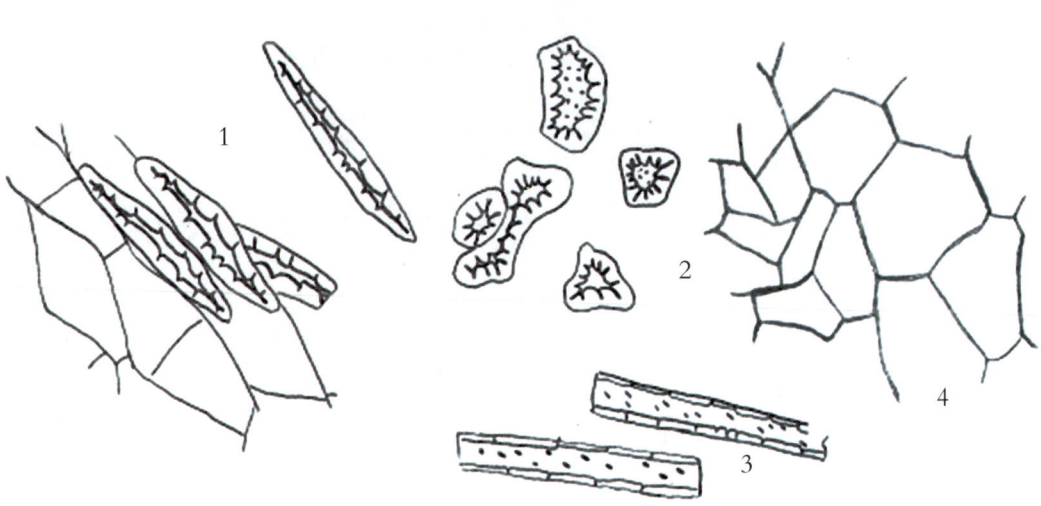

1. 韧皮纤维 2. 石细胞 3. 木纤维 4. 木栓细胞

图 7-8-2 黄芩粉末显微墨线图

实训九　半夏的显微鉴定

一、实训目的

（1）掌握半夏粉末主要的显微特征。
（2）掌握半夏淀粉粒、草酸钙针晶、导管在显微镜下的形态特征。
（3）通过实验，能区分半夏和混淆品水半夏的显微特征。

二、实训仪器、材料与试剂

（1）仪器：显微镜、载玻片、盖玻片、酒精灯、吸水纸、擦镜纸、竹签、药匙、标签纸等。
（2）材料：药材粉末，为天南星科植物半夏 *Pinellia ternata*（Thunb.）Makina. 的干燥块茎。
（3）试剂：水合氯醛试剂、稀甘油试剂、蒸馏水、乙醇溶液等。

三、实训要点与难点

（1）半夏粉末中草酸钙针晶的特点。
（2）区别半夏与水半夏的显微特征。
（3）观察半夏淀粉粒需用水装片。

四、显微鉴定实训内容

（1）粉末特征：类白色，气微，味辛辣、麻舌而刺喉。
（2）淀粉粒：淀粉粒甚多，单粒类圆形、半圆形或圆多角形，脐点裂缝状、人字状或星状；复粒多较大，由2~6分粒组成。
（3）草酸钙针晶：草酸钙针晶束存在于椭圆形黏液细胞中，或随处散在，针晶纤细，长20~144μm。
（4）导管：主为螺纹导管，少数为环纹导管，直径为10~24μm，非木化或木化。

五、思考题与作业

1. 思考题
（1）为什么在半夏中的导管主要是螺纹导管？
（2）半夏与水半夏的显微特征有何异同？
2. 作业
绘制半夏粉末主要的显微特征图。

六、显微组织与墨线图

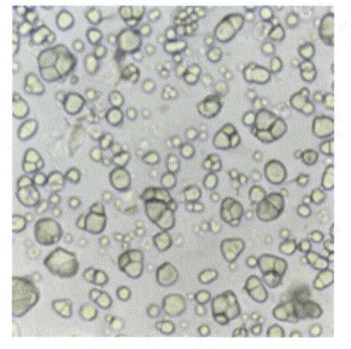
1. 淀粉粒

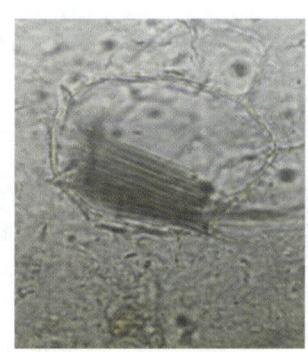
2. 草酸钙针晶

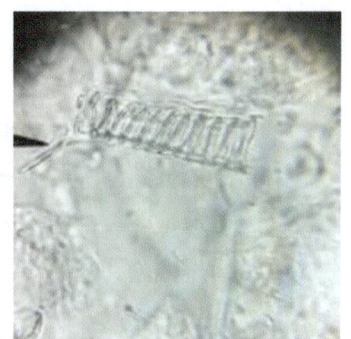
3. 导管

图 7-9-1　半夏粉末显微组织图

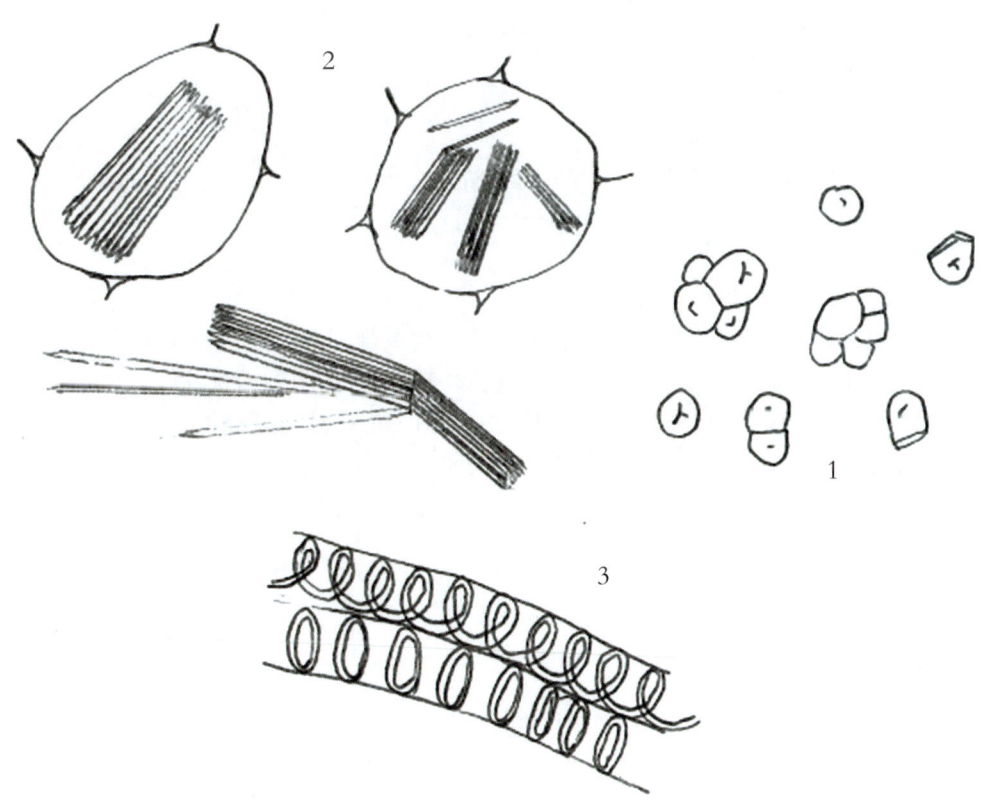

1. 淀粉粒　2. 草酸钙针晶　3. 导管

图 7-9-2　半夏粉末显微墨线图

实训十　丹参的显微鉴定

一、实训目的

（1）掌握丹参粉末主要的显微特征。
（2）掌握丹参石细胞、木纤维、导管在显微镜下的形态特征。
（3）通过实验，进一步掌握根和根茎类药材的显微特征。

二、实训仪器、材料与试剂

（1）仪器：显微镜、载玻片、盖玻片、酒精灯、吸水纸、擦镜纸、竹签、药匙、标签纸等。
（2）材料：药材粉末，为唇形科植物丹参 *miltiorrhiza* Bge. 的干燥根和根茎。
（3）试剂：水合氯醛试剂、稀甘油试剂、蒸馏水、乙醇溶液等。

三、实训要点与难点

（1）栽培品丹参石细胞不易察见。
（2）丹参的木纤维与黄芩、黄连的木纤维的区别。

四、显微鉴定实训内容

（1）粉末特征：红棕色，苦。
（2）石细胞：类圆形、类三角形、类长方形或不规则形，也有延长呈纤维状，边缘不平整，直径 14～70 μm，长可达 257 μm，孔沟明显，有的胞腔内含黄棕色物。
（3）木纤维：多为纤维管胞，长梭形，末端斜尖或钝圆，直径 12～27 μm，具缘纹孔点状，纹孔斜裂缝状或十字形，孔沟稀疏。
（4）导管：网纹导管和具缘纹孔导管直径 11～60 μm。
（5）木栓细胞：黄棕色，多角形，壁稍厚。

五、思考题与作业

1. 思考题

（1）具有石细胞显微特征的药材有哪些？
（2）丹参的木纤维与黄芩、黄连的木纤维有何异同？

2. 作业

绘制丹参粉末主要的显微特征图。

六、显微组织与墨线图

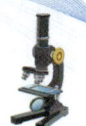

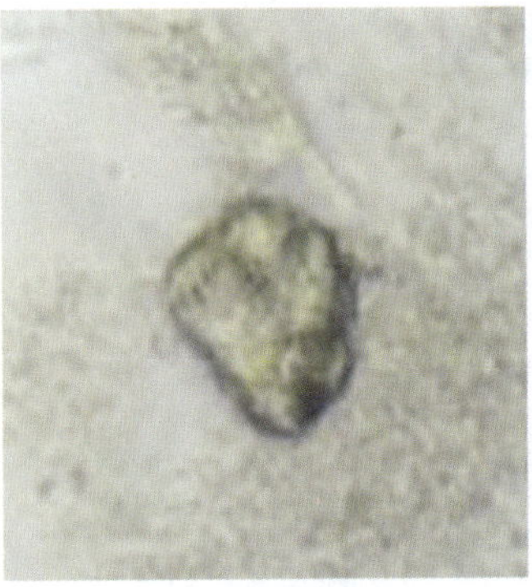

1. 石细胞	2a. 木纤维	2b. 木纤维
3. 导管	4a. 木栓细胞	4b. 木栓细胞

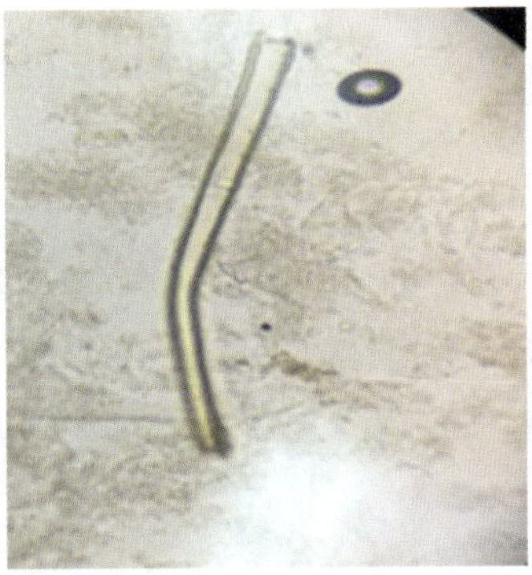

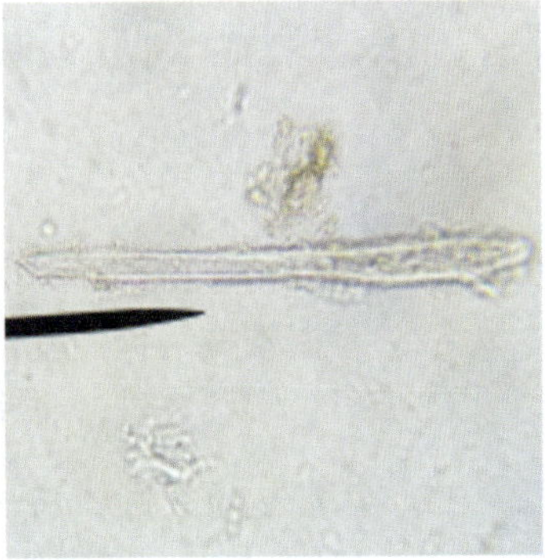

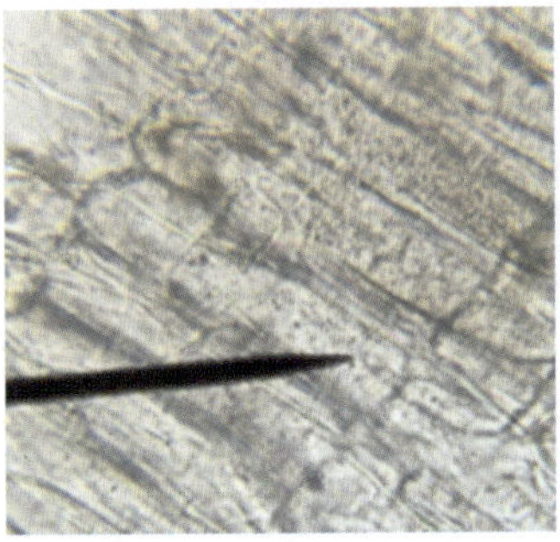

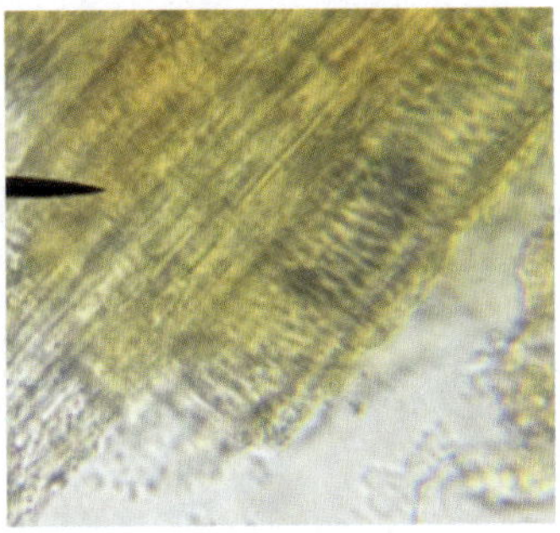

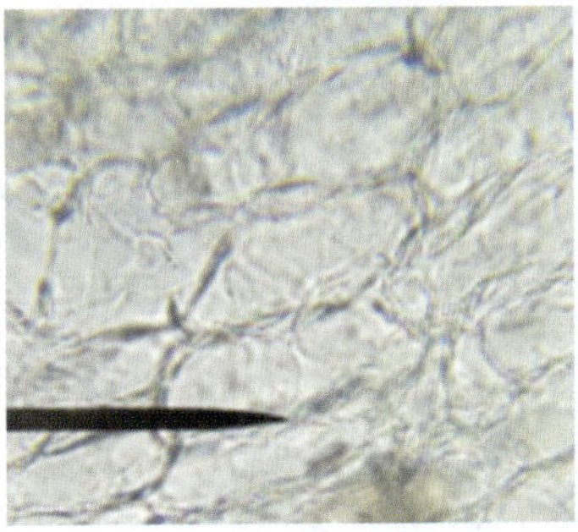

图 7-10-1 丹参粉末显微组织图

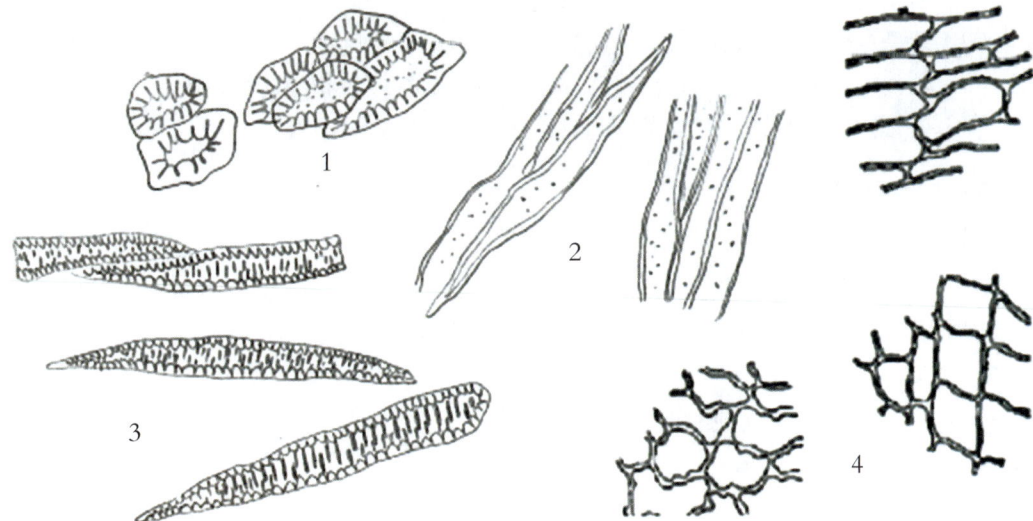

1. 石细胞 2. 木纤维 3. 导管 4. 木栓细胞

图 7-10-2 丹参粉末显微墨线图

实训十一　桔梗的显微鉴定

一、实训目的

（1）掌握桔梗粉末主要的显微特征。
（2）掌握桔梗菊糖、乳汁管的显微镜下的形态特征。
（3）通过实验，进一步掌握根和根茎类药材的显微特征。

二、实训仪器、材料与试剂

（1）仪器：显微镜、载玻片、盖玻片、酒精灯、吸水纸、擦镜纸、竹签、药匙、标签纸等。
（2）材料：药材粉末，为桔梗科植物桔梗 *Platycodon grandiflorus*（Jacq.）A. DC. 的干燥根。
（3）试剂：水合氯醛试剂、稀甘油试剂、蒸馏水、乙醇溶液等。

三、实训要点与难点

（1）菊糖和乳汁管为桔梗科植物常见显微特征。
（2）菊糖易溶于水，加热更易溶解。
（3）乳汁管为结联状。

四、显微鉴定实训内容

（1）粉末特征：淡黄色，气微，味微甜后苦。
（2）菊糖：极多，呈扇形或不规则形，多散于薄壁细胞中。
（3）乳汁管：为结联乳汁管，壁略厚，管中有细微颗粒状的黄棕色物。
（4）导管：梯纹导管、网纹导管和具缘纹导管，导管分子较短。

五、思考题与作业

1. 思考题

（1）桔梗科药材显微有什么特征？
（2）乳汁管和管胞有何异同？

2. 作业

绘制桔梗粉末主要的显微特征图。

六、显微组织与墨线图

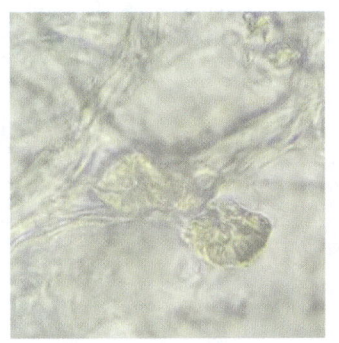
1. 菊糖

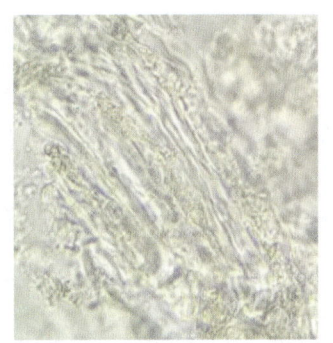
2. 乳汁管

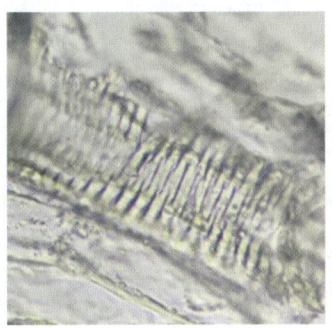
3a. 导管

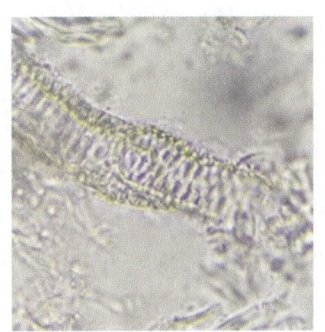
3b. 导管

图 7-11-1　桔梗粉末显微组织图

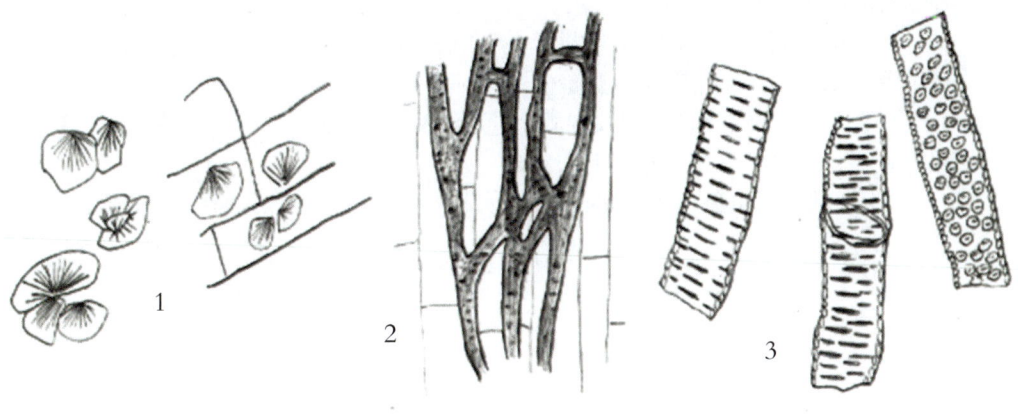

1. 菊糖　2. 乳汁管　3. 导管

图 7-11-1　桔梗粉末显微墨线图

实训十二　当归的显微鉴定

一、实训目的

（1）掌握当归粉末主要的显微特征。

（2）掌握当归韧皮薄壁细胞、油室及油管碎片、导管、木栓细胞在显微镜下的形态特征。

（3）通过实验，进一步掌握根和根茎类药材的显微特征。

二、实训仪器、材料与试剂

（1）仪器：显微镜、载玻片、盖玻片、酒精灯、吸水纸、擦镜纸、竹签、药匙、标签纸等。

（2）材料：药材粉末，为伞形科植物当归 Angelica sinensis（Oliv.）Diels 的干燥根。

（3）试剂：水合氯醛试剂、稀甘油试剂、蒸馏水、乙醇溶液等。

三、实训要点与难点

（1）当归韧皮薄壁细胞斜向交错的网状纹理极其细微。

（2）当归粉末用水合氯醛液装片不加热，立即观察，可见油室或油管碎片。

四、显微鉴定实训内容

（1）粉末特征：粉末米黄色，气香，味微甜、苦。

（2）韧皮薄壁细胞：韧皮薄壁细胞纺锤形，壁略厚，非木化，表面有极微细的斜向交错纹理，有时可见菲薄的横隔。

（3）油室及油管碎片：可见淡黄色的油室或油管碎片，直径不一，内径约至 160 μm，小者仅 25 μm，含有挥发油滴。

（4）导管：主为梯纹导管和网纹导管，直径 13～60～80 μm，也有具缘纹孔导管及细小的螺纹导管，具缘纹孔稍横向延长。

（5）木栓细胞：淡黄色，表面呈类多角形，大小不一，壁薄，断面观细胞扁平。

五、思考题与作业

1. 思考题

（1）伞形科药材显微有什么特征？

（2）当归的木栓细胞与甘草、人参的木栓细胞有何异同？

2. 作业

绘制当归粉末主要的显微特征图。

六、显微组织与墨线图

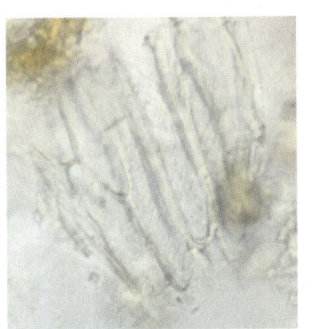
1. 韧皮薄壁细胞

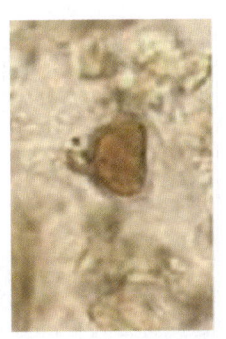
2a. 油室及油管碎片

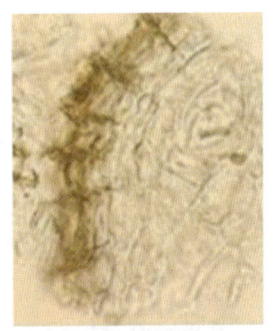
2b. 油室及油管碎片

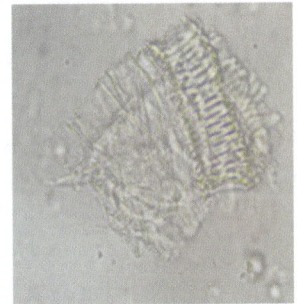
3a. 导管

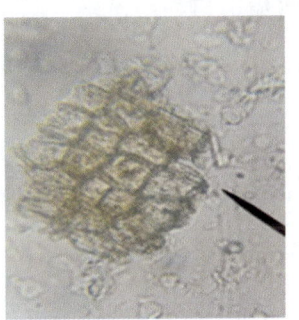
4. 木栓细胞

图 7-12-1　当归粉末显微组织图

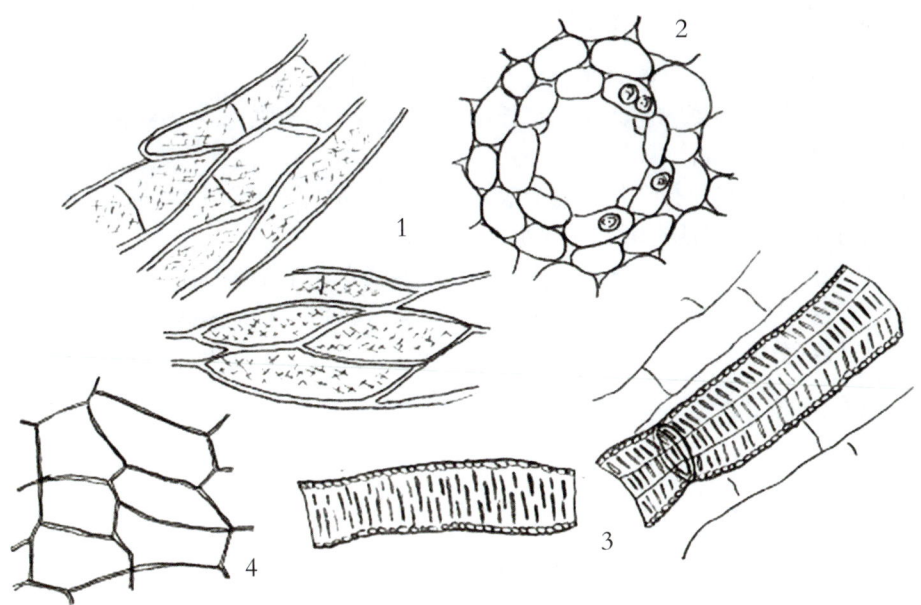

1. 韧皮薄壁细胞　2. 油室及油管碎片　3. 导管　4. 木栓细胞

图 7-12-2　当归粉末显微墨线图

实训十三　白术的显微鉴定

一、实训目的

（1）掌握白术粉末主要的显微特征。
（2）掌握白术草酸钙针晶、石细胞、菊糖、导管在显微镜下的形态特征。
（3）通过实验，进一步掌握根及根茎类药材的显微特征。

二、实训仪器、材料与试剂

（1）仪器：显微镜、载玻片、盖玻片、酒精灯、吸水纸、擦镜纸、竹签、药匙、标签纸等。
（2）材料：药材粉末，为菊科植物白术 Atractylodes macrocephala Koidz 的干燥根茎。
（3）试剂：水合氯醛试剂、稀甘油试剂、蒸馏水、乙醇溶液等。

三、实训要点与难点

（1）菊糖的显微形态特征及观察其的显微制片方法，可单用水合氯醛试剂或者稀甘油试剂制片，无须加热。
（2）白术木栓石细胞的特点与其他石细胞的区别。

四、显微鉴定实训内容

（1）粉末特征：粉末淡黄棕色，气清香，味苦、甘。
（2）草酸钙针晶：草酸钙针晶细小长 $10\sim32$ μm，不规则充塞于薄壁细胞中并有散在，少数针晶直径至 4 μm。
（3）石细胞：为木栓石细胞，单个散在或数个成群，淡黄色、类圆形、多角形、长方形或少数纺锤形，壁厚薄不匀，孔沟及胞腔明显。
（4）菊糖：呈扇形，表面显放射状纹理，散在或存在于薄壁细胞。
（5）导管：为网纹导管和具缘纹孔导管，导管分子短，直径至 48 μm。
（6）纤维：黄色，大多成束，长梭形，稍弯曲，边缘平整，直径至 $22\sim34$ μm。

五、思考题与作业

1. 思考题
（1）观察菊糖为什么不能用水装片或加热透化片？
（2）白术的草酸钙针晶与半夏的草酸钙针晶的有何不同？
（3）哪科的植物药材常有菊糖显微特征？
2. 作业
绘制白术粉末的主要显微特征图。

六、显微组织与墨线图

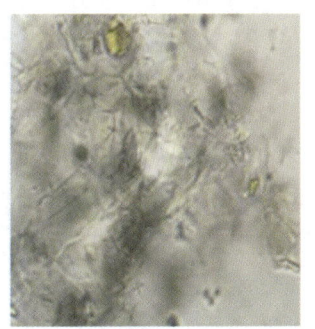
1. 草酸钙针晶

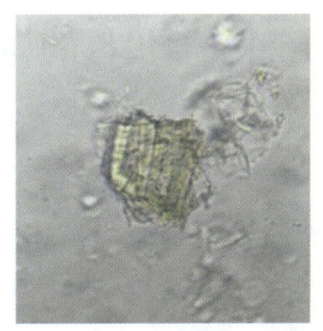
2. 石细胞

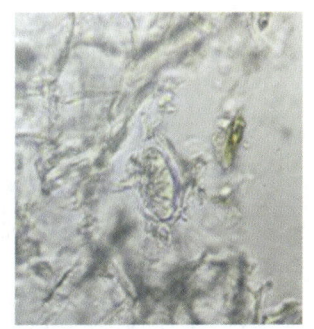
3. 菊糖

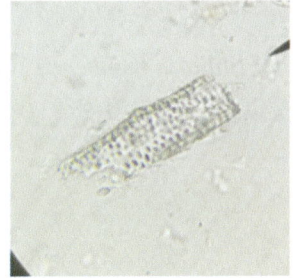
4. 导管

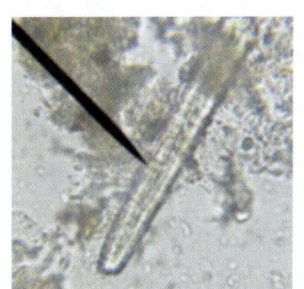
5. 纤维

图 7-13-1 白术粉末显微组织图

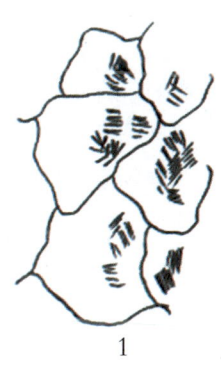
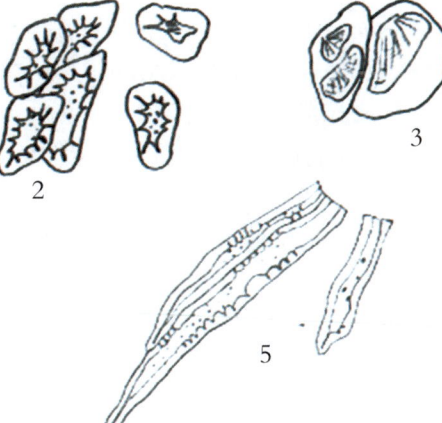

1. 草酸钙针晶 2. 石细胞 3. 菊糖 4. 导管 5. 纤维

图 7-13-2 白术粉末显微墨线图

实训十四　浙贝母的显微鉴定

一、实训目的

（1）掌握浙贝母粉末主要的显微特征。
（2）掌握浙贝母淀粉粒、气孔及表皮细胞、草酸钙方晶在显微镜下的形态特征。
（3）通过实验，进一步掌握鳞茎类药材的显微特征。

二、实训仪器、材料与试剂

（1）仪器：显微镜、载玻片、盖玻片、酒精灯、吸水纸、擦镜纸、竹签、药匙、标签纸等。
（2）材料：药材粉末，为百合科植物浙贝母 *Fritillaria thunbergii* Miq. 的干燥鳞茎。
（3）试剂：水合氯醛试剂、稀甘油试剂、蒸馏水、乙醇溶液等。

三、实训要点与难点

（1）浙贝母淀粉粒的显微特征。
（2）浙贝母表皮细胞连珠状增厚。
（3）去了外皮的浙贝母很难观察到表皮细胞。

四、显微鉴定实训内容

（1）粉末特征：类白色，气微，味微苦。
（2）淀粉粒：淀粉粒甚多，单粒卵形、广卵形或椭圆形、灯泡形，直径 6～56 μm，脐点隐约可见，点状、裂缝状、人字状或马蹄状，层纹大多明显；复粒稀少，由 2～3 分粒组成，大小不一；半复粒稀少，脐点 2 个。
（3）气孔及表皮细胞：气孔扁圆形，少见，副卫细胞 4～5 个，类多角形或长方形，垂周壁平直或稍弯曲，连珠状增厚。
（4）草酸钙方晶：存在于表皮细胞及导管旁的薄壁细胞中，呈梭形、方形或细杆状。
（5）导管：多为螺纹，直径至 18 μm。

五、思考题与作业

1. 思考题
（1）各种贝母类药材淀粉粒的显微特征是什么？
（2）浙贝母的气孔类型是什么？

2. 作业
绘制浙贝母粉末主要的显微特征图。

六、显微组织与墨线图

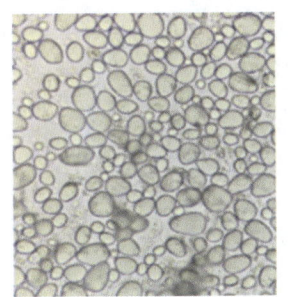
1. 淀粉粒

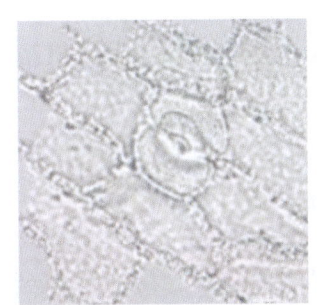
2a. 气孔及表皮细胞

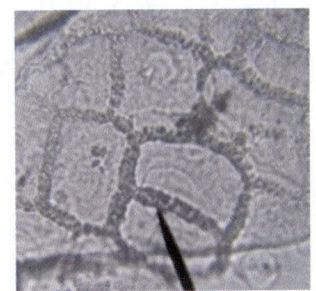
2b. 气孔及表皮细胞

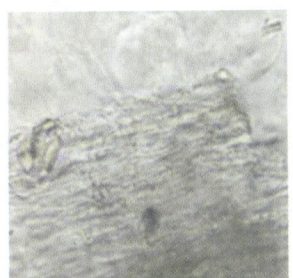
3. 草酸钙方晶

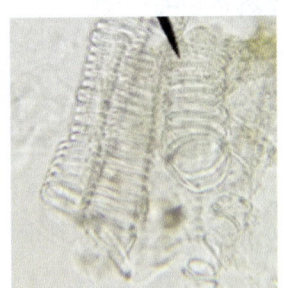
4. 导管

图 7-14-1 浙贝母粉末显微组织图

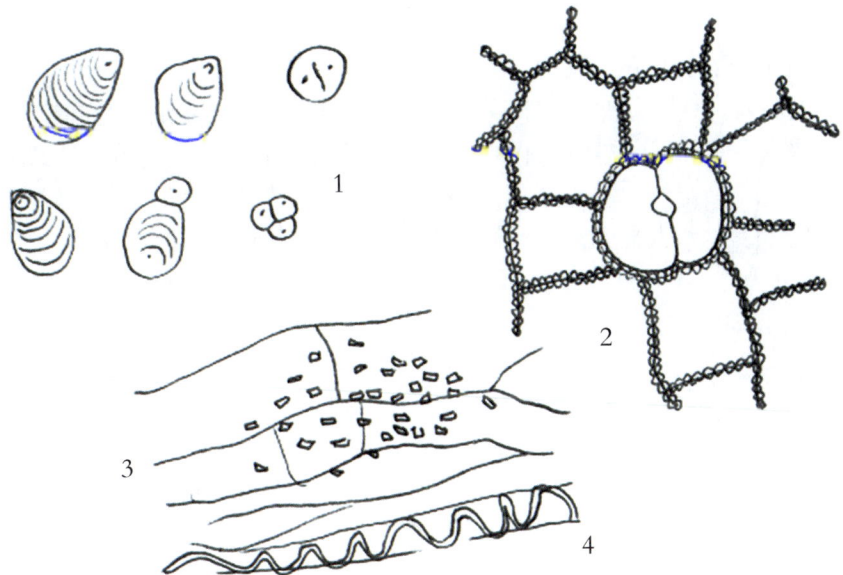

1. 淀粉粒　2. 气孔及表皮细胞　3. 草酸钙方晶　4. 导管

图 7-14-2 浙贝母粉末显微墨线图

实训十五　天花粉的显微鉴定

一、实训目的

（1）掌握天花粉粉末主要的显微特征。
（2）掌握天花粉淀粉粒、导管、石细胞在显微镜下的形态特征。
（3）通过实验，进一步掌握根和根茎类药材的显微特征。

二、实训仪器、材料与试剂

（1）仪器：显微镜、载玻片、盖玻片、酒精灯、吸水纸、擦镜纸、竹签、药匙、标签纸等。
（2）材料：药材粉末，为葫芦科植物栝楼 Trichosanthes kirilowii Maxim. 或双边栝楼 Trichosanthes rosthornii Harms 的干燥根。
（3）试剂：水合氯醛试剂、稀甘油试剂、蒸馏水、乙醇溶液等。

三、实训要点与难点

（1）天花粉淀粉粒的显微特征。
（2）天花粉淀粉粒的形态特征与半夏、浙贝母、牡丹皮等的淀粉粒的区别。

四、显微鉴定实训内容

（1）粉末特征：类白色，气微，味微苦。
（2）淀粉粒：甚多，单粒类球形、半圆形，直径 6～48 μm，脐点点状、短缝状或人字状，层纹隐约可见；复粒由 2～14 分粒组成，常有一个盔帽形下端与十多个小分粒复合。
（3）导管：具缘纹孔导管，大多破碎，有的具缘纹孔呈六角形或方形，排列紧密。
（4）石细胞：黄绿色，长方形、椭圆形、类方形、多角形或纺锤形，直径 27～72 μm，壁较厚，纹孔细密。

五、思考题与作业

1. 思考题

（1）天花粉的淀粉粒与牡丹皮、浙贝母中的淀粉粒有何不同？
（2）如何用显微方法鉴别天花粉粉末与浙贝母粉末？
（3）天花粉具缘纹孔导管的显微特征与其他药材具缘纹孔导管有何不同？

2. 作业

绘制天花粉粉末主要的显微特征图。

六、显微组织与墨线图

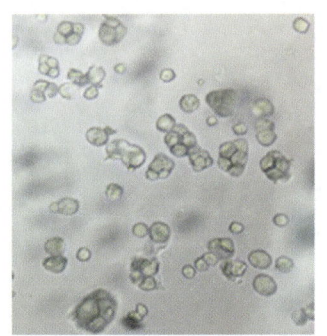
1. 淀粉粒

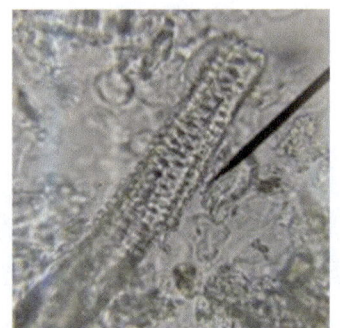
2a. 导管

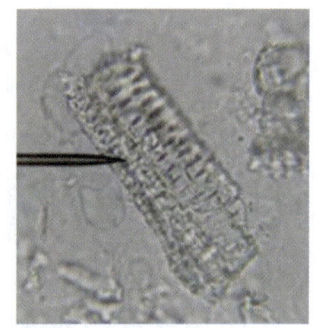
2b. 导管

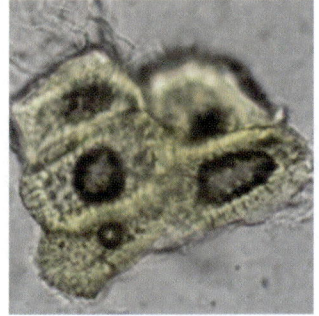
3a. 石细胞

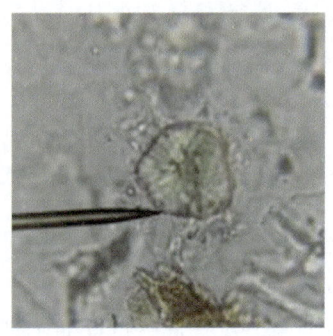
3b. 石细胞

图 7-15-1　天花粉粉末显微组织图

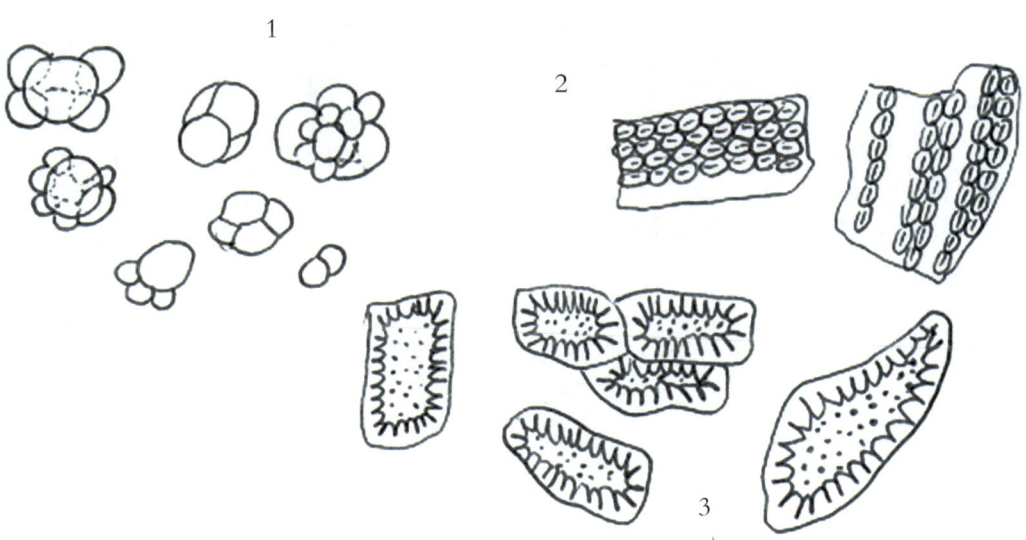

1. 淀粉粒　2. 导管　3. 石细胞

图 7-15-2　天花粉粉末显微墨线图

实训十六　麦冬的显微鉴定

一、实训目的

（1）掌握麦冬主要的显微特征。
（2）掌握麦冬横切面、草酸钙针晶、石细胞在显微镜下的形态特征。
（3）通过实验，进一步掌握根类药材的显微特征。

二、实训仪器、材料与试剂

（1）仪器：显微镜、载玻片、盖玻片、酒精灯、吸水纸、擦镜纸、竹签、药匙、标签纸等。
（2）材料：药材粉末，为百合科植物麦冬 Ophiopogon japonicus（Linn. f）Ker-GawL 的干燥块根。
（3）试剂：水合氯醛试剂、稀甘油试剂、蒸馏水、乙醇溶液等。

三、实训要点与难点

（1）麦冬徒手切片的方法。
（2）麦冬与山麦冬显微特征的区别。

四、显微鉴定实训内容

（1）粉末特征：白色或黄白色，气微香，味甘、微苦。
（2）草酸钙针晶：较多，随处散在或成束存在于类圆形、椭圆形黏液细胞中。
（3）石细胞：无色，呈类方形或长方形，壁厚至 16 μm，有的一边薄，纹孔密，扁椭圆形或短裂隙状，孔沟粗。
（4）内皮层细胞：呈长方形或长条形，均匀增厚或一边甚薄，木化，纹孔点状，较稀疏，孔沟明显。
（5）木纤维：细长，末端倾斜，壁稍厚，微木化，纹孔斜裂缝状，多相交成十字形或人字形。
（6）管胞：具孔纹及网纹管胞。
（7）药材横切面显微特征：表皮细胞一列，根被为 3~5 列木化细胞。皮层散有含草酸钙针晶束的黏液细胞，内皮层细胞壁均匀增厚，木化，有通道细胞，外侧为一列石细胞，中柱较小，韧皮部束 16~22 个，木质部由导管、管胞、木纤维以及内侧的木化细胞连结成环层。髓小，薄细胞类圆形。

五、思考题与作业

1. 思考题
麦冬与山麦冬的横切面在显微特征上有什么区别？

2. 作业

绘制麦冬粉末与药材横切面的显微特征图。

六、显微组织与墨线图

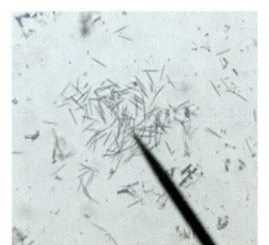

1. 草酸钙针晶

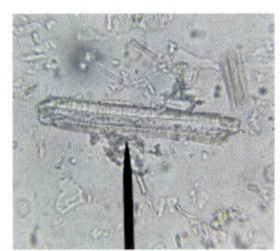

2. 石细胞

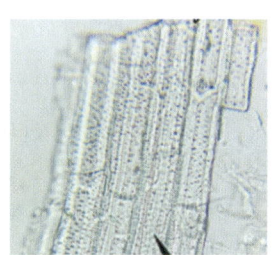

3. 内皮层细胞

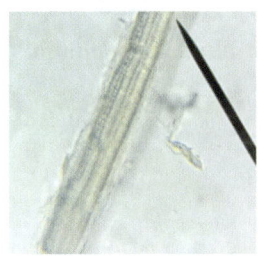

4. 木纤维

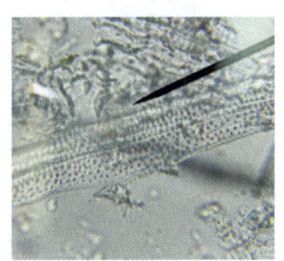

5. 管胞

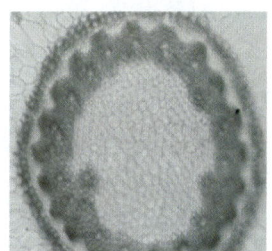

6. 麦冬药材横切面

图 7-16-1　麦冬粉末显微组织图

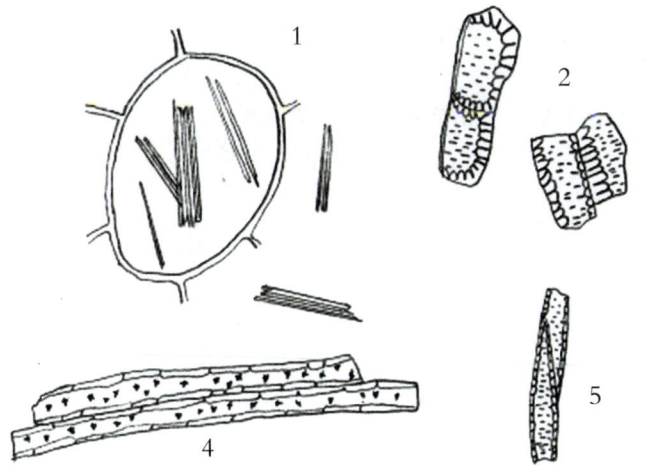
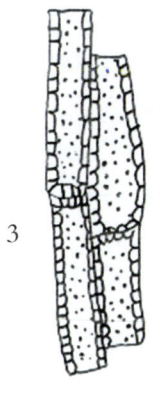

1. 草酸钙针晶　2. 石细胞　3. 内皮层细胞　4. 木纤维　5. 管胞

图 7-16-2　麦冬粉末显微墨线图

实训十七　黄柏的显微鉴定

一、实训目的

（1）掌握黄柏粉末主要的显微特征。
（2）掌握黄柏纤维及晶纤维、石细胞、黏液细胞在显微镜下的形态特征。
（3）通过实验，进一步掌握皮类药材显微特征。

二、实训仪器、材料与试剂

（1）仪器：显微镜、载玻片、盖玻片、酒精灯、吸水纸、擦镜纸、竹签、药匙、标签纸等。
（2）材料：药材粉末，为芸香科植物黄皮树 Phellodendron chinense Schneid. 的干燥树皮。
（3）试剂：水合氯醛试剂、稀甘油试剂、蒸馏水等。

三、实训要点与难点

（1）注意黄柏石细胞与其他药材石细胞的区别。
（2）黄柏黏液细胞难观察到。

四、显微鉴定实训内容

（1）粉末特征：鲜黄色，味极苦，具黏液性。
（2）纤维及晶纤维：较多，鲜黄色，多成束，纤维甚长，壁极厚，胞腔线形，周围细胞中含草酸钙方晶，形成晶纤维，含晶细胞壁木化增厚。
（3）石细胞：鲜黄色，成群或单个散离，大多呈不规则分枝状，形大，也有的呈类多角形、类圆形，壁极厚，层纹明显。
（4）黏液细胞：单个散离，类圆形或矩圆形，直径 32~42 μm，壁薄，胞腔内可见无定形黏液质。
（5）草酸钙方晶：较多，呈类双锥形、多面形或正立方形，直径 8~24 μm。

五、思考题与作业

1. 思考题

（1）怎样才能容易观察到黄柏的黏液细胞？
（2）川黄柏和关黄柏在显微特征上最主要的区别是什么？

2. 作业

绘制黄柏粉末主要的显微特征图。

六、显微组织与墨线图

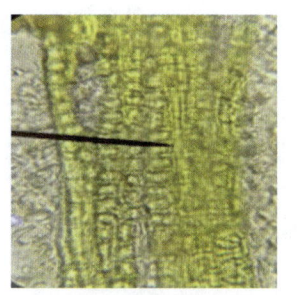

1. 纤维及晶纤维

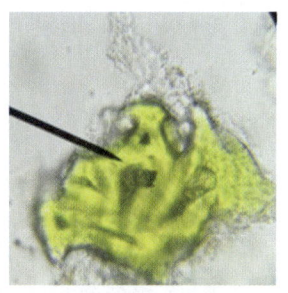

2. 石细胞

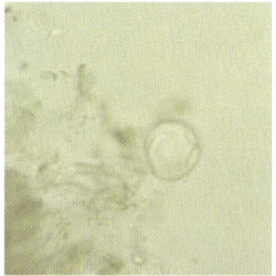

3. 黏液细胞

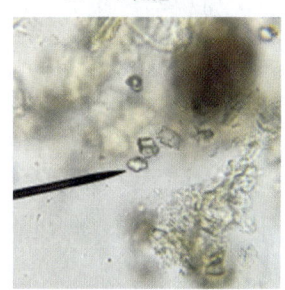

4. 草酸钙方晶

图 7-17-1 黄柏粉末显微组织图

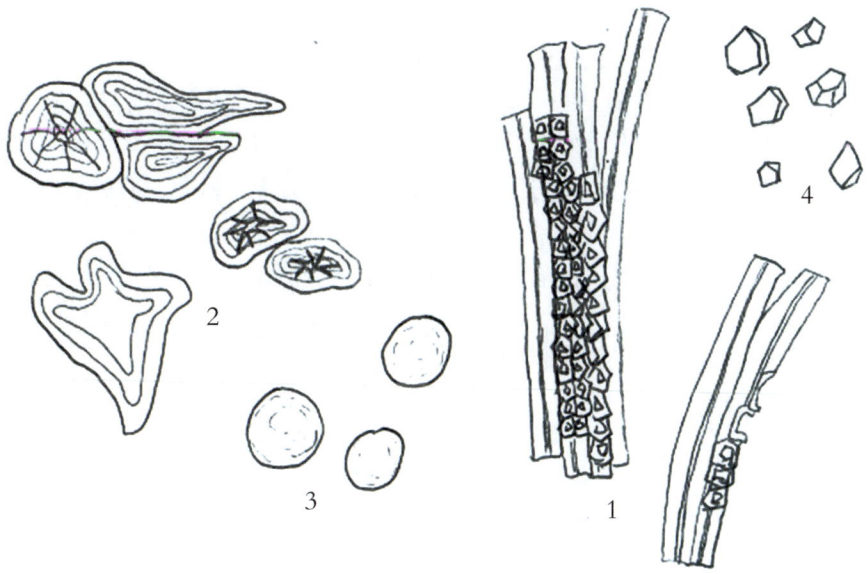

1. 纤维及晶纤维 2. 石细胞 3. 粘液细胞 4. 草酸钙方晶

图 7-17-2 黄柏粉末显微墨线图

实训十八　厚朴的显微鉴定

一、实训目的

（1）掌握厚朴主要的显微特征。
（2）掌握厚朴石细胞、纤维、油细胞在显微镜下的形态特征。
（3）通过实验，进一步掌握皮类药材的显微特征。

二、实训仪器、材料与试剂

（1）仪器：显微镜、载玻片、盖玻片、酒精灯、吸水纸、擦镜纸、竹签、药匙、标签纸等。
（2）材料：药材粉末，为木兰科植物厚朴 Magnolia officinalis Rehd. et Wils. 或凹叶厚朴 Houpoëa officinalis 'Bioba'. 的干燥干皮、根皮及枝皮。
（3）试剂：水合氯醛试剂、稀甘油试剂、蒸馏水等。

三、实训要点与难点

（1）厚朴分枝状石细胞的特点。
（2）厚朴油细胞的特点。

四、显微鉴定实训内容

（1）粉末特征：棕色，气香，味辛辣、微苦。
（2）石细胞：大多成群或单个散离，形状及大小不一，呈不规则分枝状者一般较大，直径 11~65 μm，壁厚，孔沟较少，胞腔狭小。
（3）纤维：大多单个散离，长梭形，直径 50 μm，壁较厚，木化，层纹隐约可见，孔沟不明显。
（4）油细胞：大多单个散在，呈椭圆形或类圆形，壁稍厚，胞腔内含有黄棕色油滴状物。
（5）木栓细胞：淡黄色，壁稍波状弯曲。

五、思考题与作业

1. 思考题

（1）厚朴的干皮、根皮、枝皮在显微特征上有无不同的地方？
（2）油细胞和黏液细胞显微特征有何异同？
（3）厚朴与黄柏分枝状石细胞有何不同？

2. 作业

绘制厚朴粉末主要的显微特征图。

六、显微组织与墨线图

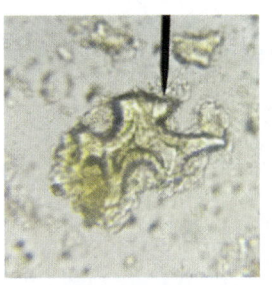
1. 石细胞

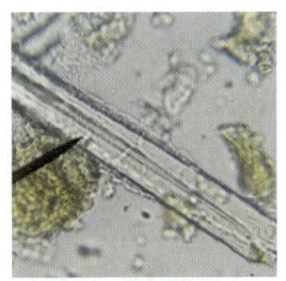
2. 纤维

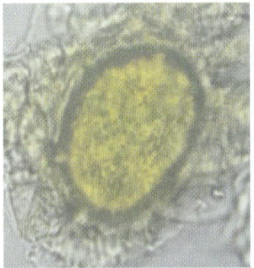
3. 油细胞

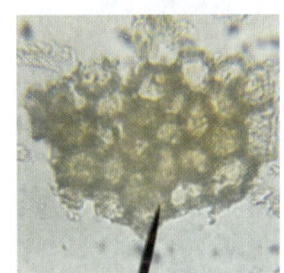
4. 木栓细胞

图 7-18-1　厚朴粉末显微组织图

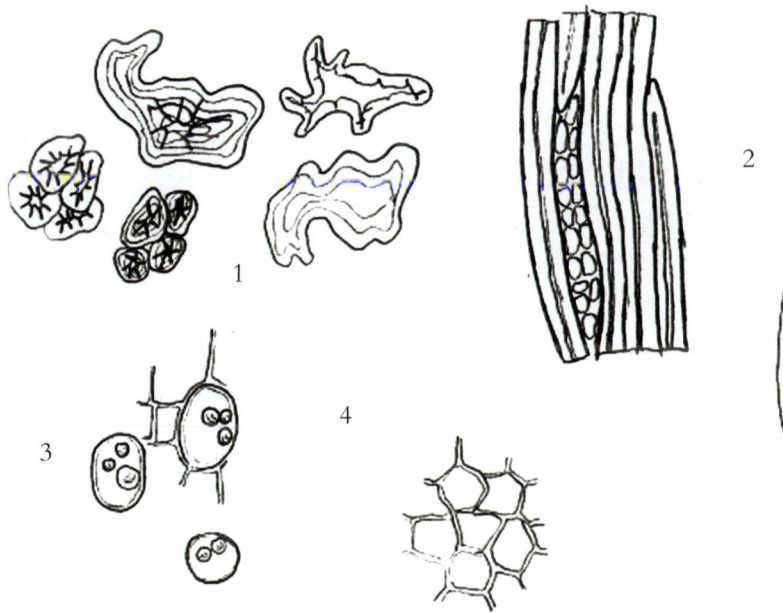

1. 石细胞　2. 纤维　3. 油细胞　4. 木栓细胞

图 7-18-2　厚朴粉末显微墨线图

实训十九　肉桂的显微鉴定

一、实训目的

（1）掌握肉桂主要的显微特征。
（2）掌握肉桂纤维、石细胞、草酸钙针晶在显微镜下的形态特征。
（4）通过实验，进一步掌握皮类药材的显微特征。

二、实训仪器、材料与试剂

（1）仪器：显微镜、载玻片、盖玻片、酒精灯、吸水纸、擦镜纸、竹签、药匙、标签纸等。
（2）材料：药材粉末，为樟科植物肉桂 Cinnamomum cassia Nees ex Blume. 的干燥树皮。
（3）试剂：水合氯醛试剂、稀甘油试剂、蒸馏水等。

三、实训要点与难点

（1）肉桂粉末的石细胞三面厚一面薄。
（2）肉桂有时可见分枝状石细胞。

四、显微鉴定实训内容

（1）粉末特征：红棕色，气香浓烈，味甜、辣。
（2）纤维：大多单个散在，呈长梭形，边缘微波状或有凹凸，长 195～680 μm，壁极厚，木化，纹孔及孔沟不明显。
（3）石细胞：成群或单个散在。呈类方形、类圆形，有的三边厚一边甚薄，孔沟明显，有的分枝，少数石细胞中含草酸钙针晶束。
（4）油细胞：呈类球形或长圆形，直径 68～108 μm，胞腔内含淡黄色挥发油。
（5）木栓细胞：呈类多角形，纹孔明显，胞腔内常含红棕色物。
（6）草酸钙针晶：众多，成束或散在，较细小，长短不一，射线细胞中含针晶束较多。

五、思考题与作业

1. 思考题
（1）肉桂药材的断面有一黄白色的环带是其什么组织？
（2）肉桂与厚朴的油细胞有何不同？
2. 作业
绘制肉桂粉末主要的显微特征图。

六、显微组织与墨线图

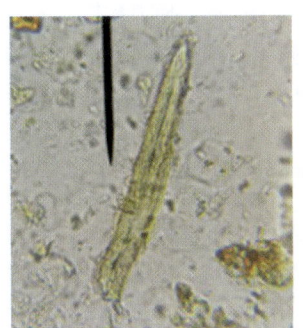
1. 纤维

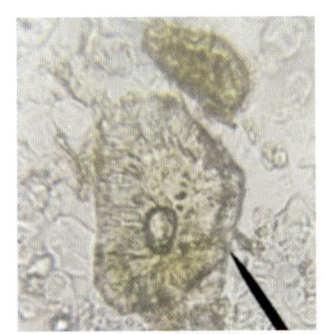
2. 石细胞

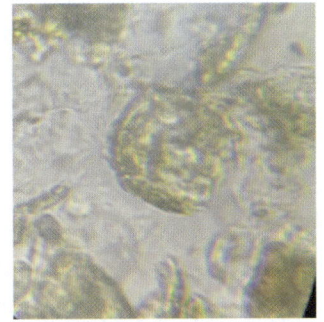
3. 油细胞

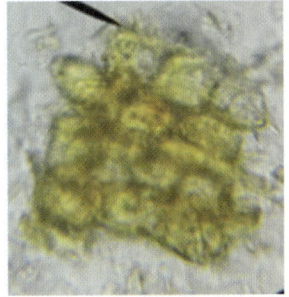
4. 木栓细胞

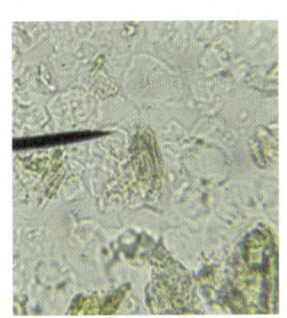
5. 草酸钙针晶

图 7-19-1　肉桂粉末显微组织图

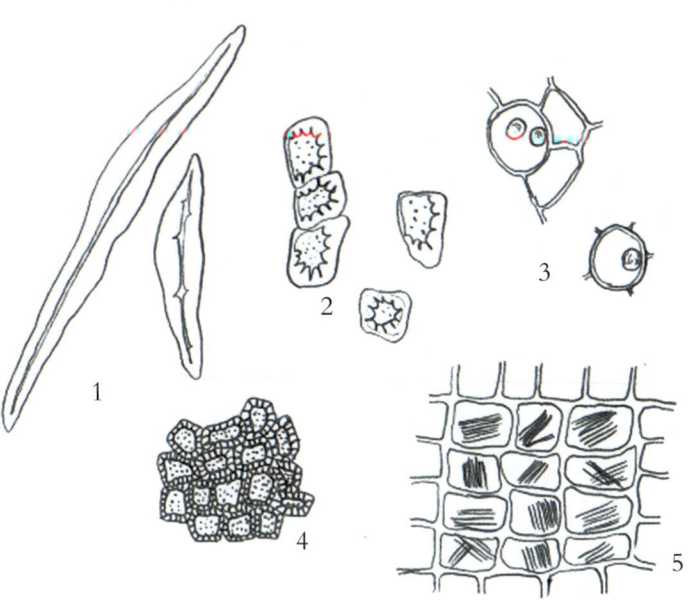

1. 纤维　2. 石细胞　3. 油细胞　4. 木栓细胞　5. 草酸钙针晶

图 7-19-2　肉桂粉末显微墨线图

实训二十　牡丹皮的显微鉴定

一、实训目的

（1）掌握牡丹皮主要的显微特征。
（2）掌握牡丹皮淀粉粒、草酸钙簇晶、木栓细胞在显微镜下的形态特征。
（3）通过实验，进一步掌握根皮类药材的显微特征。

二、实训仪器、材料与试剂

（1）仪器：显微镜、载玻片、盖玻片、酒精灯、吸水纸、擦镜纸、竹签、药匙、标签纸等。
（2）材料：药材粉末，为毛茛科植物牡丹 *Paeonia suffruticosa* Andr. 的干燥根皮。
（3）试剂：水合氯醛试剂、稀甘油试剂、蒸馏水等。

三、实训要点与难点

（1）牡丹皮草酸钙簇晶排列成行。
（2）牡丹皮淀粉粒复粒较多，注意与其他药材区分，比如天花粉、半夏等。

四、显微鉴定实训内容

（1）粉末特征：淡红棕色，气芳香，味微苦而涩。
（2）淀粉粒：众多，单粒类圆形，直径 3~16 μm，脐点明显，点状或裂缝状，层纹不明显，复粒由 2~6 分粒组成。
（3）草酸钙簇晶：较多，大小不一，直径 9~45 μm，有时含晶细胞连接，簇晶排成纵行，或一个薄壁细胞中含数个簇晶，也有簇晶充塞于细胞间隙中。
（4）木栓细胞：呈类方形或延长，壁稍厚，显淡红色。

五、思考题与作业

1. 思考题

（1）原丹皮和刮丹皮两者在显微特征上有何区别？
（2）牡丹皮药材有时可见细小晶体，这些晶体与显微特征里的草酸钙簇晶是否存在联系？
（3）牡丹皮淀粉粒与天花粉、半夏等的淀粉粒有何不同？

2. 作业

绘制牡丹皮粉末主要的显微特征图。

六、显微组织与墨线图

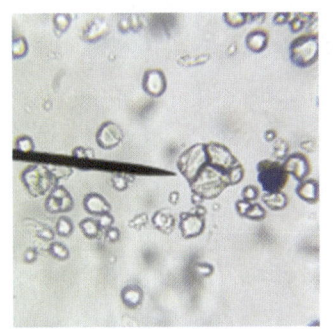 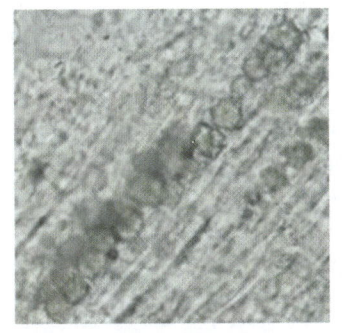 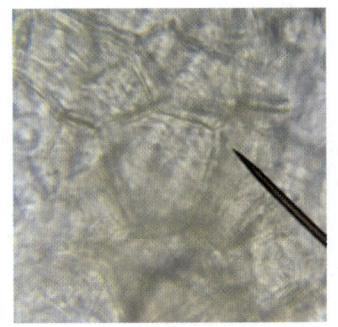

1. 淀粉粒　　　　　　2. 草酸钙簇晶　　　　　　3. 木栓细胞

图 7-20-1　牡丹皮粉末显微组织图

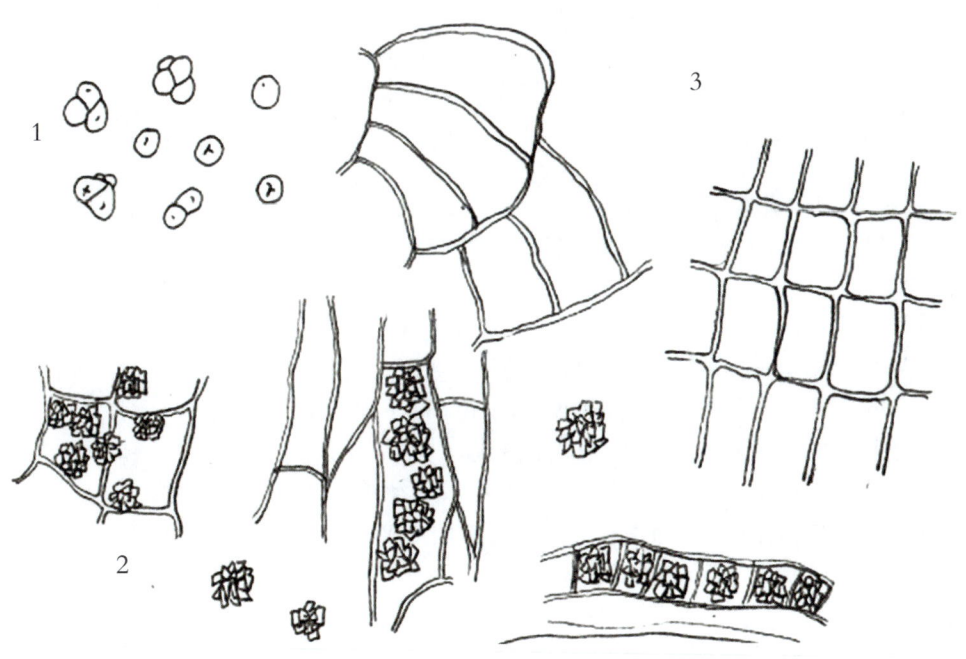

1. 淀粉粒　2. 草酸钙簇晶　3. 木栓细胞

图 7-20-2　牡丹皮粉末显微墨线图

实训二十一　番泻叶的显微鉴定

一、实训目的

（1）掌握番泻叶主要的显微特征。
（2）掌握番泻叶气孔、晶纤维、非腺毛在显微镜下的形态特征。
（3）通过实验，进一步掌握叶类药材的显微特征。

二、实训仪器、材料与试剂

（1）仪器：显微镜、载玻片、盖玻片、酒精灯、吸水纸、擦镜纸、竹签、药匙、标签纸等。
（2）材料：药材粉末，为豆科植物狭叶番泻 *Cassia angustifolia* Vahl 或尖叶番泻 *Cassia acutifolia* Delile 的干燥小叶。
（3）试剂：水合氯醛试剂、稀甘油试剂、蒸馏水等。

三、实训要点与难点

（1）番泻叶气孔的轴式类型。
（2）番泻叶粉末中的草酸钙簇晶较小，难察见。

四、显微鉴定实训内容

（1）粉末特征：淡绿色或黄绿色，味微苦，稍有黏性。
（2）晶纤维：多，草酸钙方晶直径 $12\sim15\ \mu m$。
（3）非腺毛：单细胞，壁厚，有疣状突起。
（4）草酸钙簇晶：存在于叶肉薄壁细胞中，直径 $9\sim20\ \mu m$。
（5）上下表皮细胞：表面观呈多角形，垂周壁平直，上下表皮均有气孔，主为平轴式，副卫细胞大多为 2 个，也有 3 个。

五、思考题与作业

1. 思考题
（1）气孔在植物体中起到什么作用？
（2）气孔常见的轴式有哪些？
2. 作业
绘制番泻叶粉末主要的显微特征图。

六、显微组织与墨线图

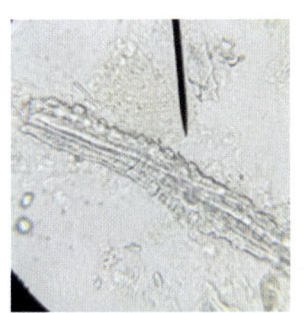
1. 晶纤维

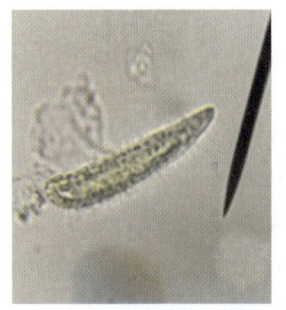
2. 非腺毛

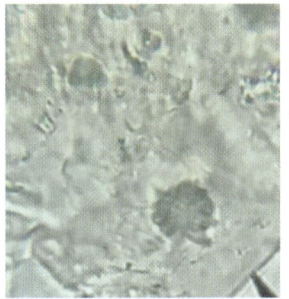
3. 草酸钙簇晶

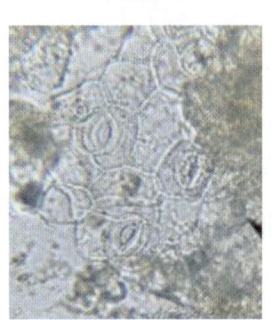
4. 上下表皮细胞

图 7-21-1　番泻叶粉末显微组织图

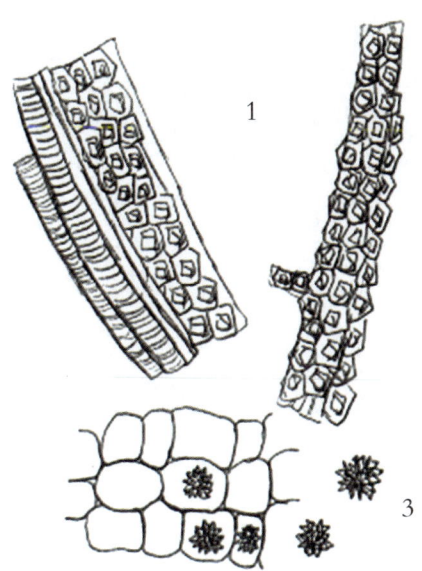
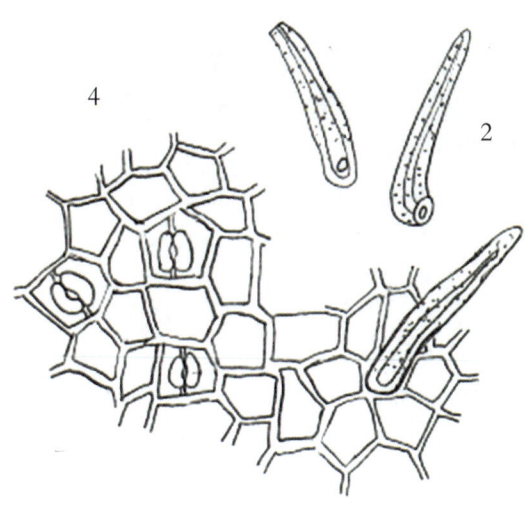

1. 晶纤维　2. 非腺毛　3. 草酸钙簇晶　4. 上下表皮细胞

图 7-21-2　番泻叶粉末显微墨线图

实训二十二　大青叶的显微鉴定

一、实训目的

（1）掌握大青叶主要的显微特征。
（2）掌握大青叶靛蓝结晶、橙皮苷样结晶、下表皮细胞在显微镜下的形态特征。
（3）通过实验，进一步掌握叶类药材的显微特征。

二、实训仪器、材料与试剂

（1）仪器：显微镜、载玻片、盖玻片、酒精灯、吸水纸、擦镜纸、竹签、药匙、标签纸等。
（2）材料：药材粉末，为十字花科植物菘蓝 *Isatis tinctoria* Linn. Fort. 的干燥叶。
（3）试剂：水合氯醛试剂、稀甘油试剂、蒸馏水等。

三、实训要点与难点

（1）大青叶靛蓝结晶极细小。
（2）注意大青叶气孔轴式，与其他药材区分。

四、显微鉴定实训内容

（1）粉末特征：绿褐色，味微酸、苦、涩。
（2）靛蓝结晶：蓝色，呈细小颗粒状或片状，常聚集成堆。
（3）橙皮苷样结晶：淡黄绿色或无色，类圆形或不规则形，有的呈针簇状。
（4）下表皮细胞：表面观细胞呈类多角形，垂周壁连珠状增厚明显，气孔不等式，副卫细胞3~4个。
（5）厚角细胞：纵断面观呈长条形，角隅处壁厚至 14 μm。
（6）导管：网纹及螺纹导管直径 7~36~54 μm。

五、思考题与作业

1. 思考题

（1）大青叶与蓼大青叶显微特征有何异同？
（2）大青叶、蓼大青叶、南大青叶、青黛、板蓝根是否都有靛蓝结晶？

2. 作业

绘制大青叶粉末主要的显微特征图。

六、显微组织与墨线图

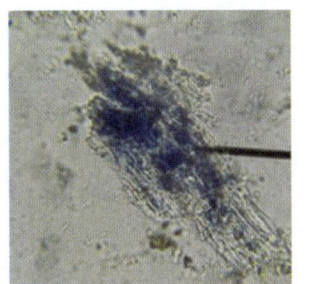
1. 靛蓝结晶

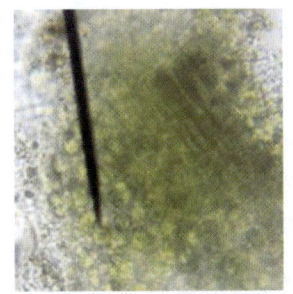
2. 橙皮苷样结晶

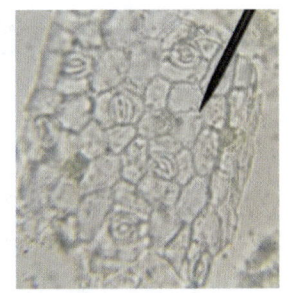
3. 下表皮细胞

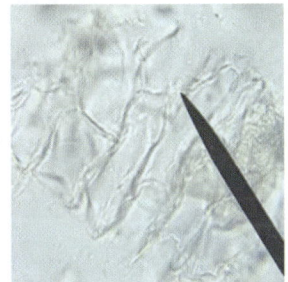
4. 厚角细胞

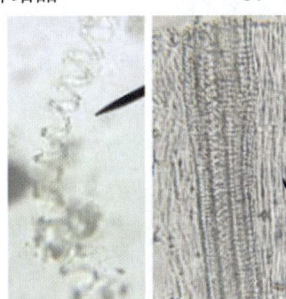
5. 导管

图 7-22-1　大青叶粉末显微组织图

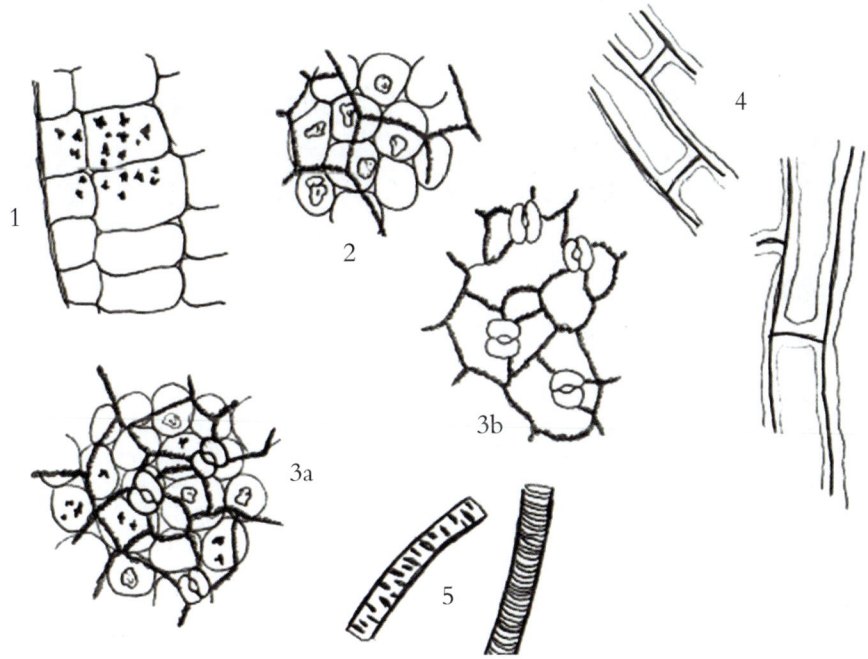

1. 靛蓝结晶　2. 橙皮苷样结晶　3. 下表皮细胞　4. 厚角细胞　5. 导管

图 7-22-2　大青叶粉末显微墨线图

实训二十三　松花粉的显微鉴定

一、实训目的

（1）掌握松花粉主要的显微特征。
（2）掌握松花粉花粉粒、花粉囊内壁细胞在显微镜下的形态特征。
（3）通过实验，进一步掌握花粉类药材的显微特征。

二、实训仪器、材料与试剂

（1）仪器：显微镜、载玻片、盖玻片、酒精灯、吸水纸、擦镜纸、竹签、药匙、标签纸等。
（2）材料：药材粉末，为松科植物马尾松 *Pinus massoniana* Lamb.，油松 *Pinus tabuliformis* Carrière. 或同属数种植物的干燥花粉。
（3）试剂：水合氯醛试剂、稀甘油试剂、蒸馏水等。

三、实训要点与难点

松花粉花粉粒的显微特征。

四、显微鉴定实训内容

（1）粉末特征：淡黄色，气微香，味淡。
（2）花粉粒：椭圆形，表面有细密颗粒状纹理，两侧各有翼状膨大的气囊1个，气囊壁有明显均匀的多角形网状纹理。
（3）花粉囊内壁细胞：橙黄色，表面呈长条形，垂周壁连珠状，有的可见条状增厚。

五、思考题与作业

1. 思考题

（1）松花粉与海金沙孢子显微特征有何异同？
（2）松花粉与蒲黄花粉粒有何异同？

2. 作业

绘制松花粉主要的显微特征图。

六、显微组织与墨线图

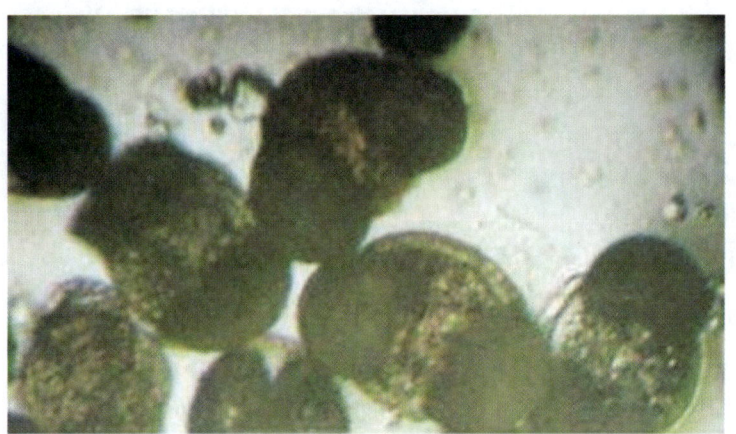

图 7-23-1　松花粉显微组织图

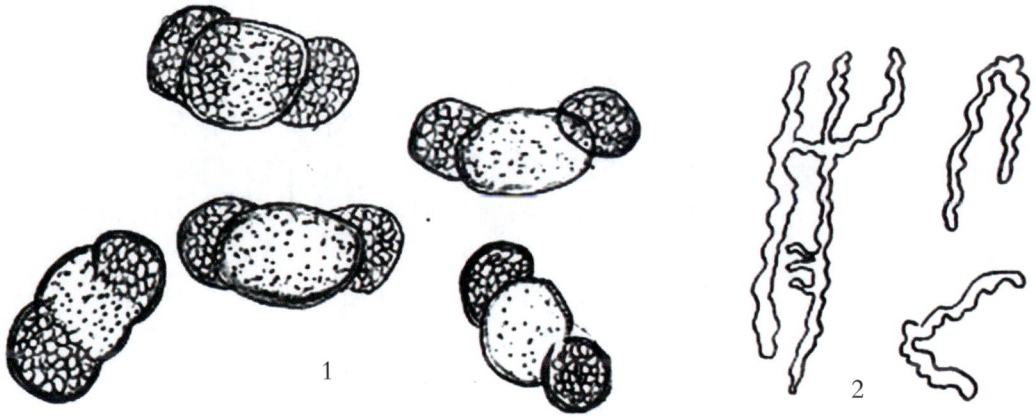

1. 花粉粒　2. 花粉囊内壁细胞

图 7-23-2　松花粉显微墨线图

实训二十四　丁香的显微鉴定

一、实训目的

（1）掌握丁香主要的显微特征。
（2）掌握丁香纤维、花粉粒、草酸钙簇晶在显微镜下的形态特征。
（3）通过实验，进一步掌握花类药材的显微特征。

二、实训仪器、材料与试剂

（1）仪器：显微镜、载玻片、盖玻片、酒精灯、吸水纸、擦镜纸、竹签、药匙、标签纸等。
（2）材料：药材粉末，为桃金娘科植物丁香 *Eugenia caryophyllata* Thunb. 的干燥花蕾。
（3）试剂：水合氯醛试剂、稀甘油试剂、蒸馏水等。

三、实训要点与难点

（1）丁香花粉粒众多，不同的角度观察呈现不同的形状。
（2）丁香气孔为不定式，气孔周围的副卫细胞数目不定，其大小基本相同。

四、显微鉴定实训内容

（1）粉末特征：暗红棕色，气芳香浓烈，味辛辣，有麻舌感。
（2）纤维：大多单个散在，呈梭形，边缘平整或稍波状弯曲，有的呈不规则连珠状突起并扭曲，孔沟较稀或不明显，胞腔宽狭不一。
（3）花粉粒：无色或微黄色，极面观呈三角形，赤道表面观呈双凸镜形，具3副合沟。
（4）草酸钙簇晶：众多，大多存在于较小的薄壁细胞中，簇晶大小不一，直径4～26 μm，棱角大多尖锐。
（5）油室：呈类圆形，直径约至150 μm，多破碎，分泌细胞界限不分明，有的含黄色油状物。
（6）导管：可见螺纹导管，细小。

五、思考题与作业

1. 思考题
（1）丁香的油室与其他药材的油室有何异同？
（2）公丁香和母丁香两者显微特征有何异同？

2. 作业
绘制丁香粉末主要的显微特征图。

六、显微组织与墨线图

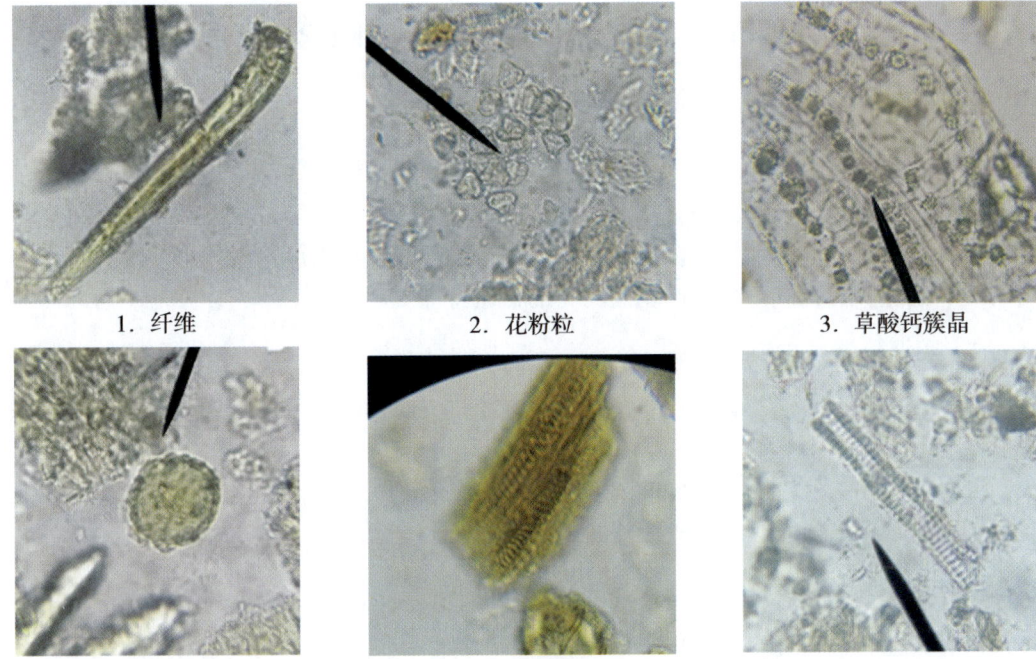

图 7-24-1 丁香粉末显微组织图

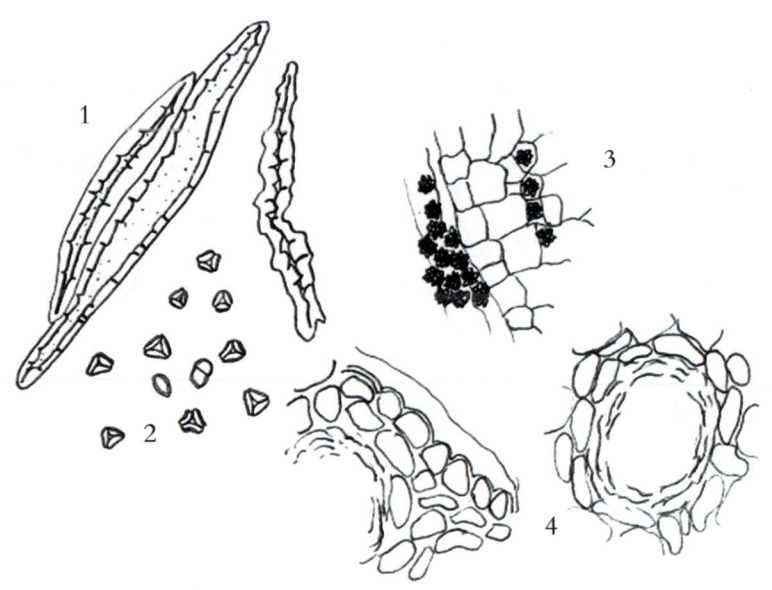

1. 纤维 2. 花粉粒 3. 草酸钙簇晶 4. 油室 5. 导管

图 7-24-2 丁香粉末显微墨线图

实训二十五　红花的显微鉴定

一、实训目的

（1）掌握红花主要的显微特征。
（2）掌握红花分泌细胞、花粉粒、草酸钙方晶在显微镜下的形态特征。
（3）通过实验，进一步掌握花类药材的显微特征。

二、实训仪器、材料与试剂

（1）仪器：显微镜、载玻片、盖玻片、酒精灯、吸水纸、擦镜纸、竹签、药匙、标签纸等。
（2）材料：药材粉末，为菊科植物红花 *Carthamus tinctorius* Linn. 的干燥花。
（3）试剂：水合氯醛试剂、稀甘油试剂、蒸馏水等。

三、实训要点与难点

（1）红花花粉粒有 3 萌发孔。
（2）区别红花花柱碎片表皮细胞与花冠碎片表皮细胞。

四、显微鉴定实训内容

（1）粉末特征：橙黄色，气微香，味微苦。
（2）分泌细胞：呈长管道状，胞腔内充满黄色或红棕色分泌物，分泌细胞常伴同螺纹导管。
（3）花粉粒：深黄色，呈类圆形、椭圆形，有 3 萌发孔，孔口类圆形或长圆形，外壁具齿状突起。
（4）草酸钙方晶：存在于薄壁细胞中，呈方形或长方柱形。
（5）花柱碎片：深黄色，表皮细胞分化成单细胞毛，呈圆锥形，平直或稍弯曲，先端尖，壁薄。
（6）花冠裂片表皮细胞：表面观呈类长方形或长条形，直径 10~21 μm，垂周壁菲薄，波状或微波状弯曲；有的外壁突起做短绒毛状。

五、思考题与作业

1. 思考题

（1）红花分泌细胞和人参分泌道有何区别？
（2）红花水溶液为什么呈金黄色？

2. 作业

绘制红花粉末主要的显微特征图。

六、显微组织与墨线图

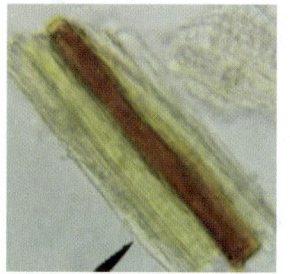
1. 分泌细胞

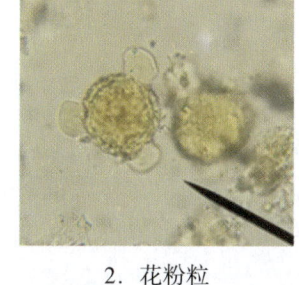
2. 花粉粒

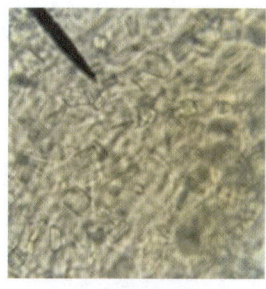
3. 草酸钙方晶

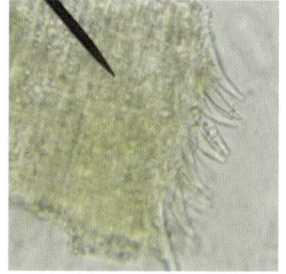
4. 花柱碎片

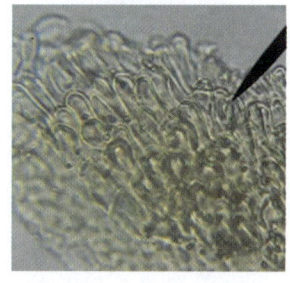
5a. 花冠裂片表皮细胞

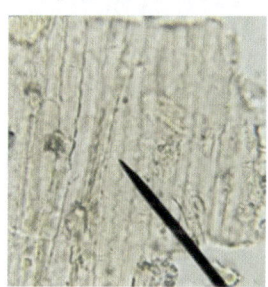
5b. 花冠裂片表皮细胞

图 7-25-1 红花粉末显微组织图

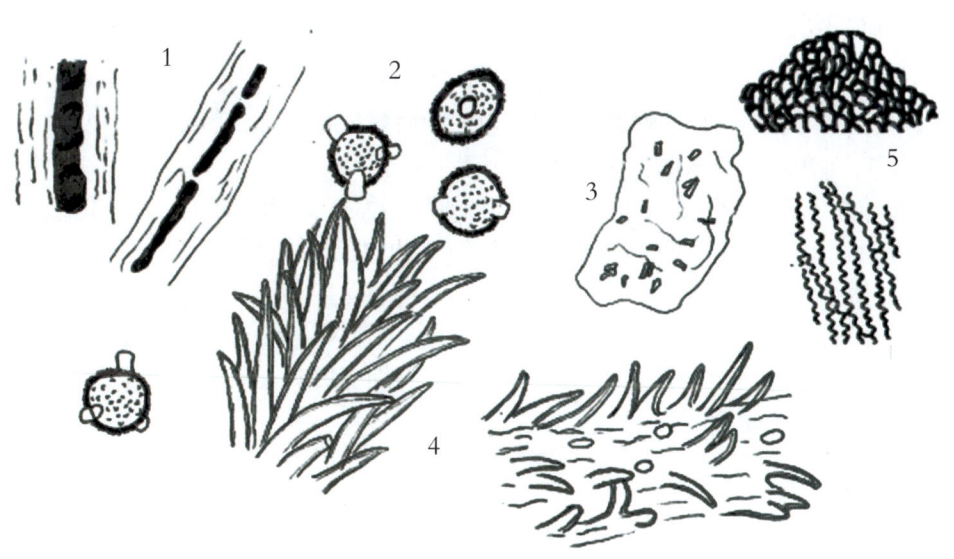

1. 分泌细胞　2. 花粉粒　3. 草酸钙方晶　4. 花柱碎片　5. 花冠裂片表皮细胞

图 7-25-2 红花粉末显微墨线图

实训二十六　金银花的显微鉴定

一、实训目的

（1）掌握金银花主要的显微特征。
（2）掌握金银花腺毛、非腺毛、花粉粒在显微镜下的形态特征。
（3）通过实验，进一步掌握花类药材的显微特征。

二、实训仪器、材料与试剂

（1）仪器：显微镜、载玻片、盖玻片、酒精灯、吸水纸、擦镜纸、竹签、药匙、标签纸等。
（2）材料：药材粉末，忍冬科植物忍冬 *Loniceraja ponica* Thunb. 的干燥花蕾或带初开的花。
（3）试剂：水合氯醛试剂、稀甘油试剂、蒸馏水等。

三、实训要点与难点

（1）金银花腺毛的显微特点。
（2）金银花花粉粒与洋金花、红花等的花粉粒的区别。
（3）金银花非腺毛有厚壁非腺毛和薄壁非腺毛。

四、显微鉴定实训内容

（1）粉末特征：浅黄棕色或黄绿色，气清香，味微苦。
（2）腺毛：头部呈倒圆锥形，顶端平坦，侧面观有 4～33 细胞，排成 2～4 层，柄部（1～）2～5 细胞，与头部相接处偶有 2 细胞并列。
（3）非腺毛：有两种，厚壁非腺毛，单细胞，稀有 2 细胞的，平直或稍弯曲，表面有微细疣状或泡状突起，有的具单或双螺纹；薄壁非腺毛，单细胞，甚长，弯曲或皱缩，表面有微细疣状突起。
（4）草酸钙簇晶：散在或存在于薄壁细胞中，直径 6～45 μm，棱角细尖。
（5）花粉粒：类圆形或圆三角形，外壁表面有细密短刺及圆形细颗粒状雕纹，具 3 孔沟。

五、思考题与作业

1. 思考题

（1）金银花花粉粒与洋金花、红花的花粉粒有何异同？
（2）金银花与山银花显微特征有何异同？

2. 作业

绘制金银花粉末主要的显微特征图。

六、显微组织与墨线图

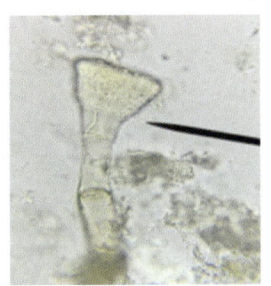
1. 腺毛

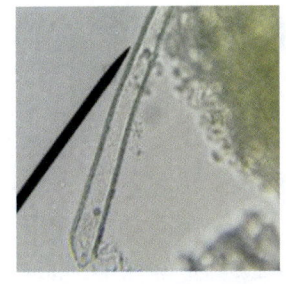
2a. 厚壁非腺毛

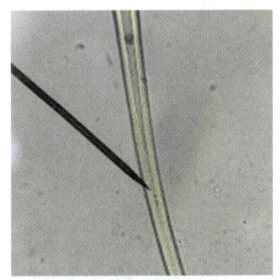
2b. 薄壁非腺毛

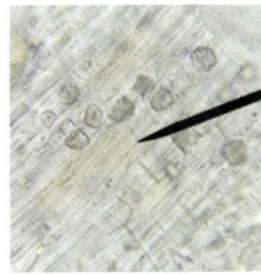
3. 草酸钙簇晶

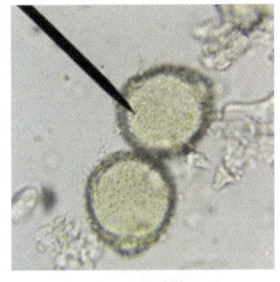
4a. 花粉粒

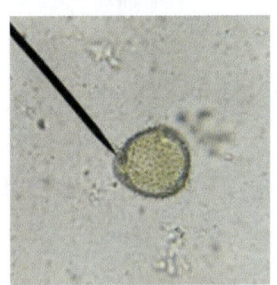
4b. 花粉粒

图 7-26-1 金银花粉末显微组织图

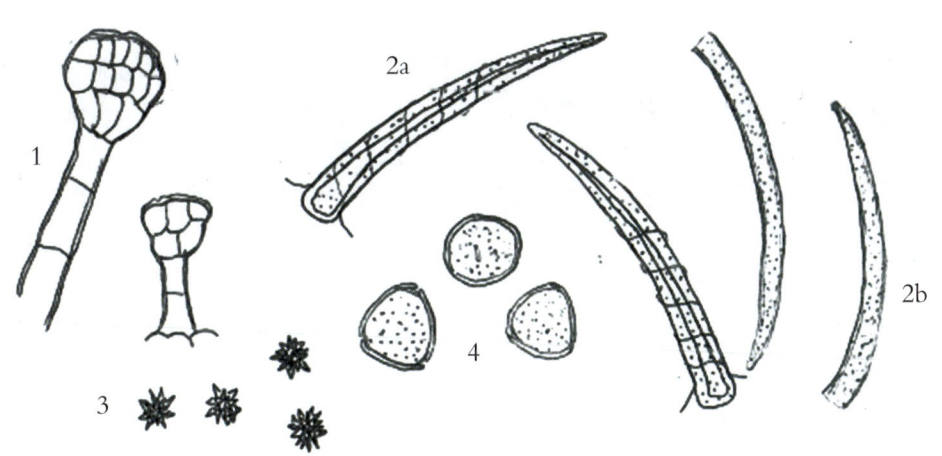

1. 腺毛　2. 非腺毛（a. 厚壁非腺毛　b. 薄壁非腺毛）　3. 草酸钙簇晶　4. 花粉粒

图 7-26-2 金银花粉末显微墨线图

实训二十七　洋金花的显微鉴定

一、实训目的

（1）掌握洋金花主要的显微特征。
（2）掌握洋金花花粉粒、腺毛、非腺毛在显微镜下的形态特征。
（3）通过实验，进一步掌握花类药材的显微特征。

二、实训仪器、材料与试剂

（1）仪器：显微镜、载玻片、盖玻片、酒精灯、吸水纸、擦镜纸、竹签、药匙、标签纸等。
（2）材料：药材粉末，为茄科植物白花曼陀罗 *Datura metel* Linn. 的干燥花。
（3）试剂：水合氯醛试剂、稀甘油试剂、蒸馏水等。

三、实训要点与难点

（1）洋金花的花粉粒表面具细条状雕纹。
（2）注意洋金花腺毛与其他药材腺毛的区分。
（3）洋金花非腺毛有的中部皱缩。

四、显微鉴定实训内容

（1）粉末特征：淡黄色，味微苦。
（2）花粉粒：呈球形或长圆形，3孔沟不甚明显，表面有子午向排列的细条状雕纹。
（3）腺毛：有两种，短腺毛头部梨形，2~6细胞，柄短，1~2（~3）细胞；长腺毛头部圆形，单细胞，柄2~6细胞，有的基部细胞膨大。
（4）非腺毛：1~5细胞，基部细胞膨大，壁有疣状突起；有的非腺毛中间细胞皱缩。
（5）花粉囊内壁细胞：具不规则螺旋状增厚。
（6）草酸钙结晶：众多，有方晶、砂晶、簇晶。
（7）导管：主为螺纹、环纹导管，直径6~40 μm。

五、思考题与作业

1. 思考题

（1）腺毛与非腺毛在植物体上分别起到什么作用？
（2）洋金花的腺毛与金银花的腺毛有何不同？

2. 作业

绘制洋金花粉末主要的显微特征图。

六、显微组织与墨线图

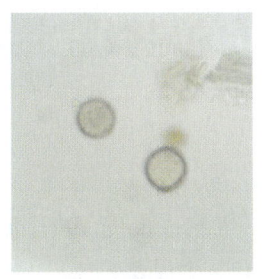
1. 花粉粒

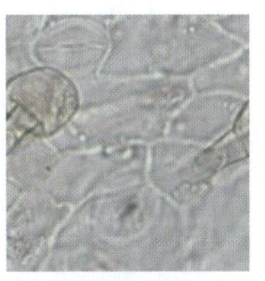
2. 腺毛

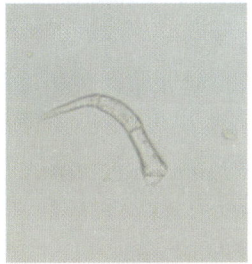
3. 非腺毛

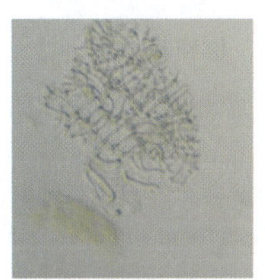
4. 花粉囊内壁细胞

图 7-27-1 洋金花粉末显微组织图

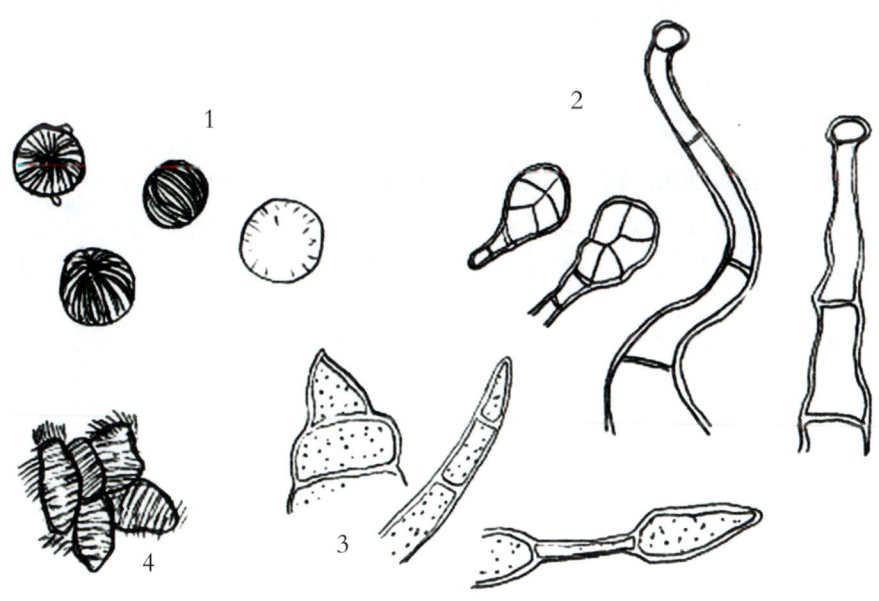

1. 花粉粒 2. 腺毛 3. 非腺毛 4. 花粉囊内壁细胞

图 7-27-2 洋金花粉末显微墨线图

实训二十八　五味子的显微鉴定

一、实训目的

（1）掌握五味子主要的显微特征。

（2）掌握五味子种皮表皮石细胞、种皮内层石细胞、果皮表皮细胞在显微镜下的形态特征。

（3）通过实验，进一步掌握果实类药材的显微特征。

二、实训仪器、材料与试剂

（1）仪器：显微镜、载玻片、盖玻片、酒精灯、吸水纸、擦镜纸、竹签、药匙、标签纸等。

（2）材料：药材粉末，为木兰科植物五味子 Schisandra chinensis（Turcz.）Baill. 的干燥成熟果实。

（3）试剂：水合氯醛试剂、稀甘油试剂、蒸馏水等。

三、实训要点与难点

（1）五味子种皮表皮石细胞与种皮内层石细胞各自的特点。

（2）五味子油细胞和其他药材油细胞的区别。

四、显微鉴定实训内容

（1）粉末特征：暗紫色，味酸、辛、微苦。

（2）种皮表皮石细胞：成片，淡黄色或淡黄棕色，表面观呈多角形或长多角形，大小颇均匀，孔沟极细密，胞腔明显，内含深棕色或棕黑色物。

（3）种皮内层石细胞：常紧附于种皮表皮石细胞层，或单个散离，呈类多角形、类圆形，纹孔密而较大。

（4）油细胞：散在于表皮中。呈类圆形或圆多角形，壁稍厚，内含挥发油滴。

（5）果皮表皮细胞：表面观呈类多角形，垂周壁略呈连珠状增厚，表面有角质线纹，表皮中散有油细胞。

五、思考题与作业

1. 思考题

（1）五味子的石细胞和其他药材的石细胞有什么不同？

（2）五味子与南五味子在显微特征上有什么区别？

2. 作业

绘制五味子粉末主要的显微特征图。

六、显微组织与墨线图

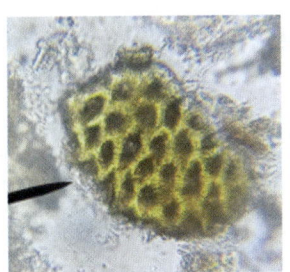

1. 种皮表皮石细胞

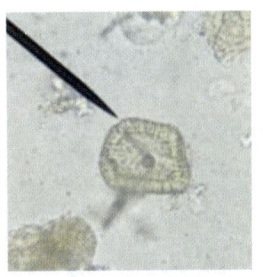

2. 种皮内层石细胞

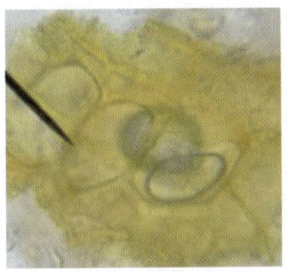

3. 油细胞

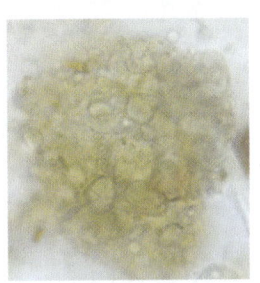

4. 果皮表皮细胞

图 7-28-1　五味子粉末显微组织图

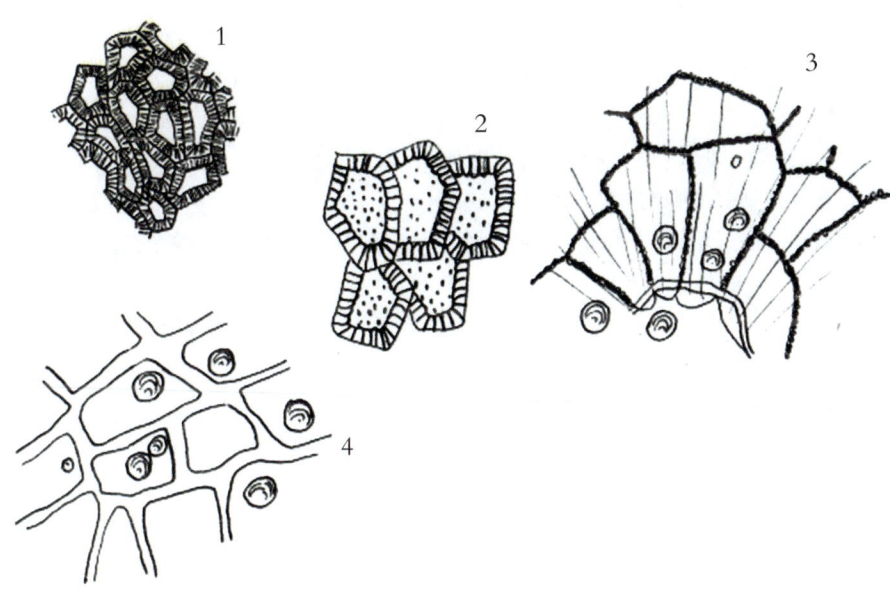

1. 种皮表皮石细胞　2. 种皮内层石细胞　3. 油细胞　4. 果皮表皮细胞

图 7-28-2　五味子粉末显微墨线图

实训二十九　陈皮的显微鉴定

一、实训目的

（1）掌握陈皮主要的显微特征。
（2）掌握陈皮中果皮薄壁组织、外果皮组织、草酸钙方晶在显微镜下的形态特征。
（3）通过实验，进一步掌握果实类药材的显微特征。

二、实训仪器、材料与试剂

（1）仪器：显微镜、载玻片、盖玻片、酒精灯、吸水纸、擦镜纸、竹签、药匙、标签纸等。
（2）材料：药材粉末，为芸香科植物柑橘 *Citrus reticulata* Blanco 及其栽培变种的干燥成熟果皮。
（3）试剂：水合氯醛试剂、稀甘油试剂、蒸馏水等。

三、实训要点与难点

（1）陈皮油室较大，其粉末显微多破碎。
（2）陈皮的橙皮苷样结晶多存在于薄壁细胞中。

四、显微鉴定实训内容

（1）粉末特征：黄白色至黄棕色，气香，味辛、苦。
（2）中果皮薄壁组织：细胞性状不规则，壁大多不均匀增厚，有的呈连珠状，细胞中含有类圆形橙皮苷样结晶。
（3）外果皮组织：淡黄色，表皮细胞表面观呈多角形或类方形，壁薄，有的一边稍厚，气孔为不定式类圆形，副卫细胞6~8个。
（4）草酸钙方晶：成片存在于果皮薄壁组织中，有的一个细胞含三数个结晶，呈多面形、双锥形。
（5）橙皮苷样结晶：大多存在于薄壁细胞中，黄色，圆形或无定形团块，有的可见放射状条纹。
（6）导管：有螺纹、网纹导管或管胞，细小。
（7）油室：较大，多破碎，分泌细胞细长，挥发油滴到处散在。

五、思考题与作业

1. 思考题
（1）怎样才能在显微镜下容易地观察到完整的陈皮油室？
（2）陈皮和广陈皮在显微上有何异同？
2. 作业
绘制陈皮粉末主要的显微特征图。

六、显微组织与墨线图

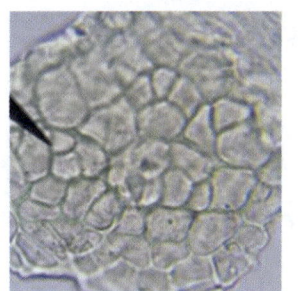
1. 中果皮薄壁组织

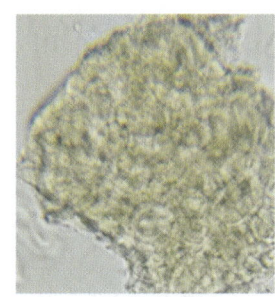
2. 外果皮组织

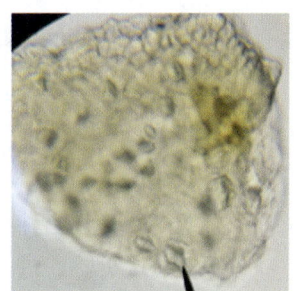
3. 草酸钙方晶

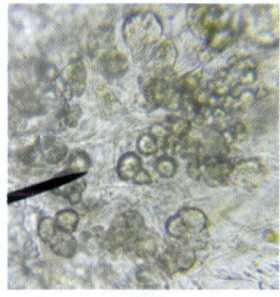
4. 橙皮苷样结晶

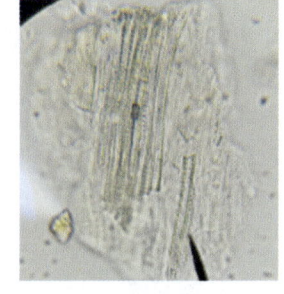
5. 导管

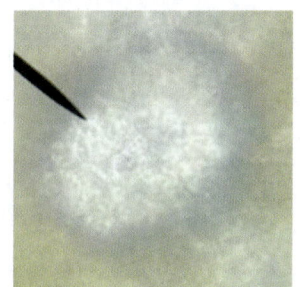
6. 油室碎片

图 7-29-1　陈皮粉末显微组织图

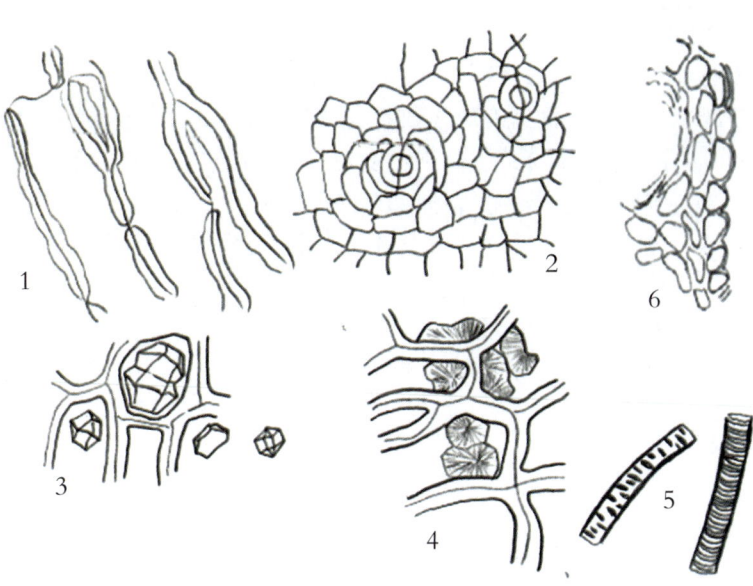

1. 中果皮薄壁组织　2. 外果皮组织　3. 草酸钙方晶　4. 橙皮苷样结晶　5. 导管　6. 油室碎片

图 7-29-2　陈皮粉末显微墨线图

实训三十　补骨脂的显微鉴定

一、实训目的

（1）掌握补骨脂粉末主要的显微特征。
（2）掌握补骨脂种皮栅状细胞、种皮支持细胞在显微镜下的形态特征。
（3）通过实验，进一步掌握果实类药材的显微特征。

二、实训仪器、材料与试剂

（1）仪器：显微镜、载玻片、盖玻片、酒精灯、吸水纸、擦镜纸、竹签、药匙、标签纸等。
（2）材料：药材粉末，为豆科植物补骨脂 Cullen corylifolium（L.）Medik. 的干燥成熟果实。
（3）试剂：水合氯醛试剂、稀甘油试剂、蒸馏水等。

三、实训要点与难点

（1）补骨脂粉末在显微鉴别上的专属特征。
（2）注意区分补骨脂种皮栅状细胞顶面观与侧面观的形态特征。

四、显微鉴定实训内容

（1）粉末特征：呈灰黄色，气香，味辛、苦。
（2）种皮栅状细胞：侧面观有纵沟纹，光辉带 1 条，位于上侧近边缘处；顶面观多角形，胞腔极小，孔沟细而清晰；底面观类多角形或类圆形，胞腔含红棕色物。
（3）种皮支持细胞：侧面观哑铃形，表面观类圆形，壁环状增厚。
（4）壁内腺：大，常破碎，完整者类圆形，由十数个至数十个纵向延长呈放射状排列的细胞构成。
（5）果皮表皮：棕色，细胞多皱缩，界限不清晰。
（6）草酸钙柱晶：细小，成片存在于中果皮细胞中。

五、思考题与作业

1. 思考题
（1）补骨脂是以果实入药，为什么其显微看不到果肉的特征？
（2）补骨脂种皮栅状细胞和种皮支持细胞在形态上有何特征？

2. 作业
绘制补骨脂粉末主要的显微特征图。

六、显微组织与墨线图

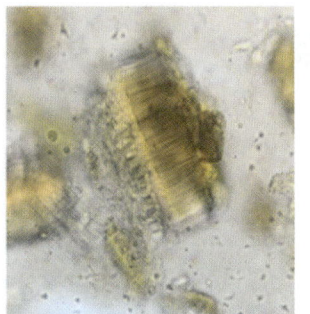
1a. 种皮栅状细胞（侧面观）

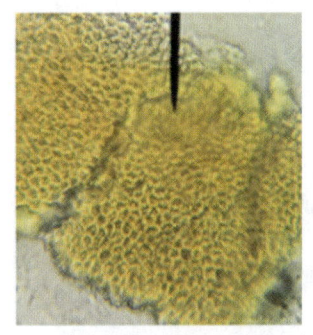
1b. 种皮栅状细胞（顶面观）

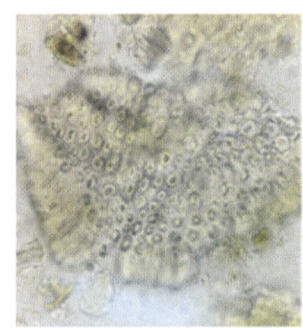
2a. 种皮支持细胞（侧面观）

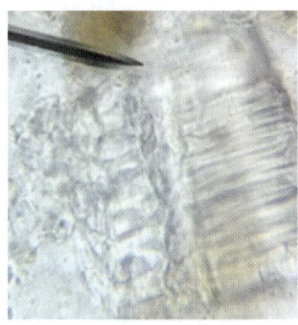
2b. 种皮支持细胞（顶面观）

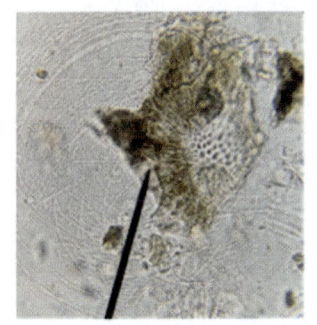
3. 壁内腺

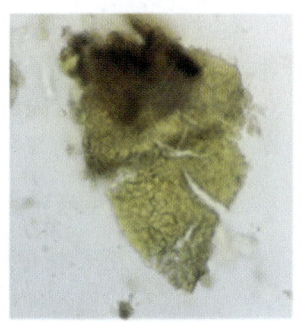
4. 果皮表皮

图 7-30-1　补骨脂粉末显微组织图

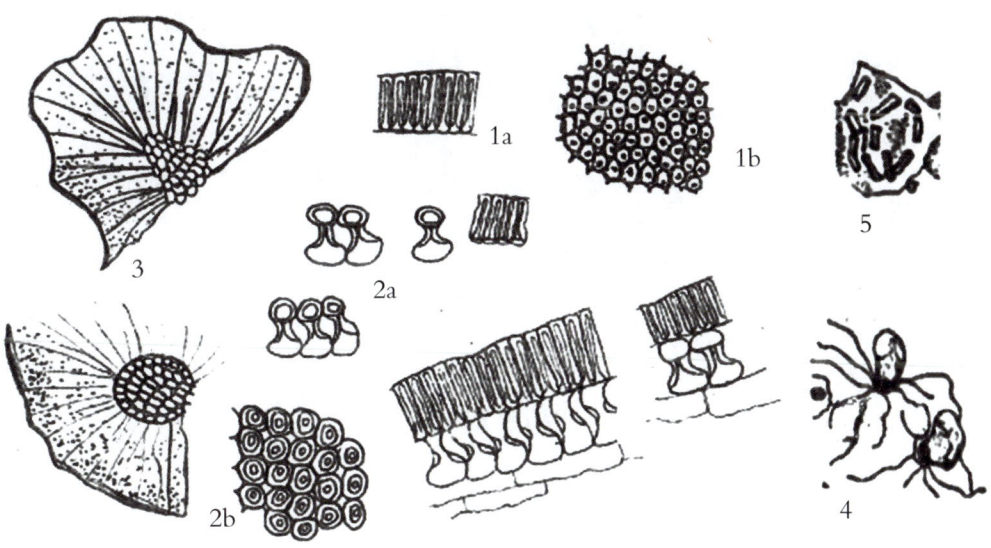

1. 种皮栅状细胞（a. 侧面观　b. 顶面观）　2. 种皮支持细胞（a. 侧面观　b. 顶面观）
3. 壁内腺　4. 果皮表皮　5. 草酸钙柱晶

图 7-30-2　补骨脂粉末显微墨线图

实训三十一　槟榔的显微鉴定

一、实训目的

（1）掌握槟榔粉末主要的显微特征。
（2）掌握槟榔种皮石细胞、内胚乳细胞、外胚乳细胞在显微镜下的形态特征。
（3）通过实验，进一步掌握种子类药材的显微特征。

二、实训仪器、材料与试剂

（1）仪器：显微镜、载玻片、盖玻片、酒精灯、吸水纸、擦镜纸、竹签、药匙、标签纸等。
（2）材料：药材粉末，为棕榈科植物槟榔 *Areca catechu* Linn. 的干燥成熟种子。
（3）试剂：水合氯醛试剂、稀甘油试剂、蒸馏水等。

三、实训要点与难点

（1）槟榔粉末中可见极多具大型纹孔的内胚乳细胞。
（2）区分槟榔的种皮石细胞与其他药材的石细胞。

四、显微鉴定实训内容

（1）粉末特征：红棕色至淡棕色，气微，味涩、微苦。
（2）种皮石细胞：纺锤形、长方形或多角形，淡黄棕色，纹孔少数，裂缝状，有的胞腔内充满红棕色物。
（3）内胚乳细胞：碎片众多，完整的呈不规则多角形或类方形，有大的类圆形或矩圆形纹孔。
（4）外胚乳细胞：类长方形、类多角形，孔沟可见，纹孔明显，胞腔内常充满红棕色至深棕色物。
（5）导管：主要为螺纹导管或网纹导管。

五、思考题与作业

1. 思考题

（1）槟榔切面"大理石样纹理"是什么组织？
（2）槟榔种皮石细胞在形态上有何特征？

2. 作业

绘制槟榔粉末主要的显微特征图。

六、显微组织与墨线图

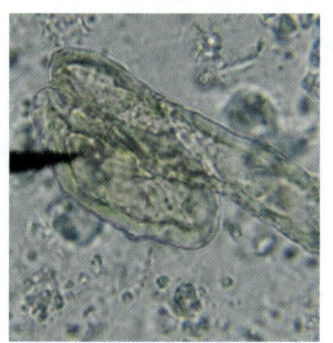
1a. 种皮石细胞

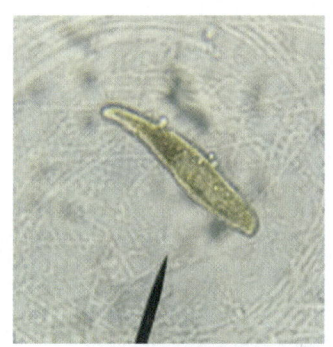
1b. 种皮石细胞

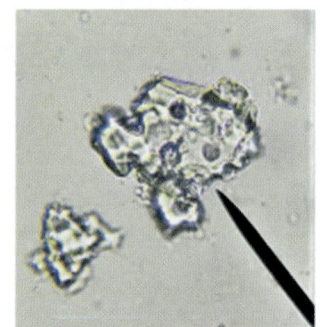
2a. 内胚乳细胞

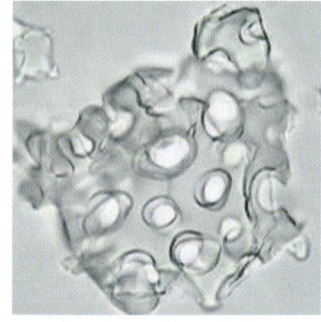
2b. 内胚乳细胞

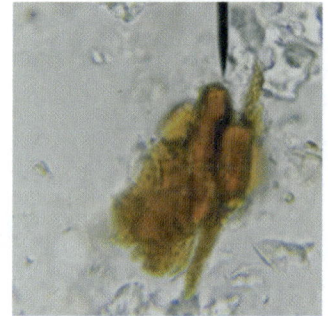
3. 外胚乳细胞

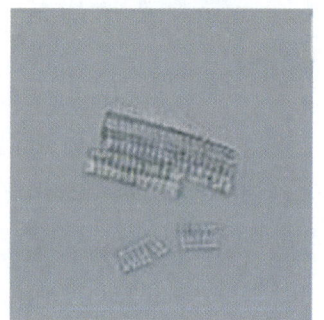
4. 导管

图 7-31-1　槟榔粉末显微组织图

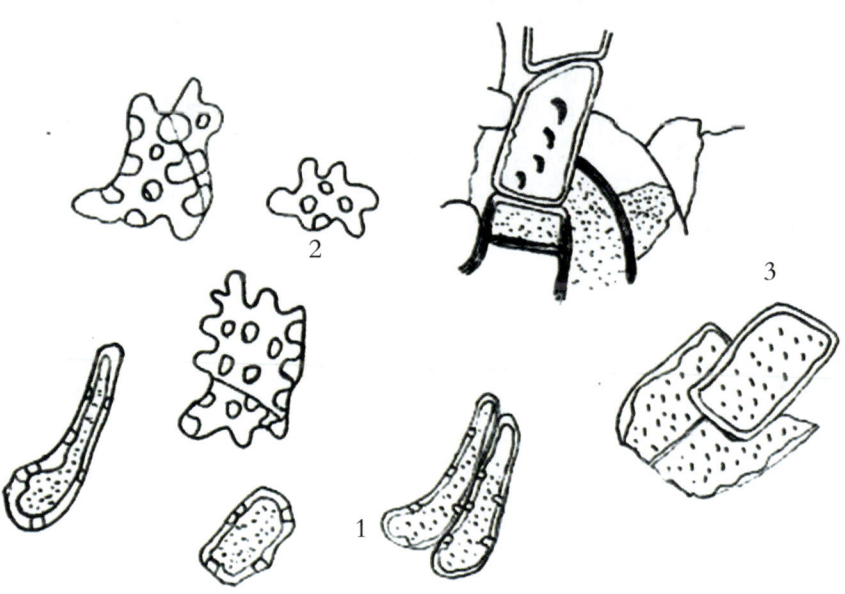

1. 种皮石细胞　2. 内胚乳细胞　3. 外胚乳细胞

图 7-31-2　槟榔粉末显微墨线图

实训三十二　小茴香的显微鉴定

一、实训目的

（1）掌握小茴香粉末主要的显微特征。
（2）掌握小茴香果皮表皮、网纹细胞在显微镜下的形态特征。
（3）通过实验，进一步掌握果实类药材的显微特征。

二、实训仪器、材料与试剂

（1）仪器：显微镜、载玻片、盖玻片、酒精灯、吸水纸、擦镜纸、竹签、药匙、标签纸等。
（2）材料：药材粉末、为伞形科植物茴香 *Foeniculum vulgare* Mill. 的干燥成熟果实。
（3）试剂：水合氯醛试剂、稀甘油试剂、蒸馏水等。

三、实训要点与难点

（1）小茴香粉末显微鉴别的专属特征。
（2）小茴香网纹细胞的形态特征。

四、显微鉴定实训内容

（1）粉末特征：呈黄棕色，有特异的香气，味微甘、辛。
（2）内果皮镶嵌细胞：表面观细胞狭长，壁薄，微波状弯曲，常数个细胞为1组做不规则镶嵌排列，常与中果皮细胞相连。
（3）网纹细胞：淡黄色，呈长圆形或类多角形，壁具网状纹孔，纹孔大。
（4）油管碎片：黄棕色或深红棕色，常破碎。
（5）外果皮细胞：表面观呈类多角形，壁稍厚，气孔类圆形，副卫细胞4个，不定式。
（6）内胚乳细胞：呈类多角形，细胞含糊粉粒，每个糊粉粒中有一细小草酸钙簇晶，并含脂肪油滴。

五、思考题与作业

1. 思考题

（1）小茴香的油管碎片存在于哪个部位？
（2）如何区分内果皮镶嵌细胞和外果皮细胞？

2. 作业

绘制小茴香粉末主要的显微特征图。

六、显微组织与墨线图

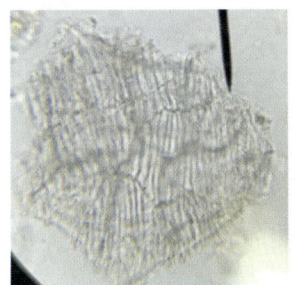
1. 内果皮镶嵌细胞

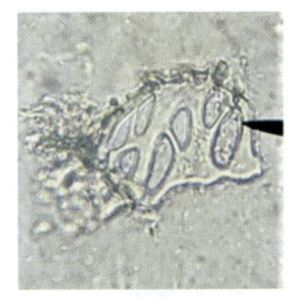
2a. 网纹细胞

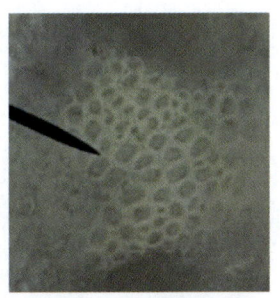
2b. 网纹细胞

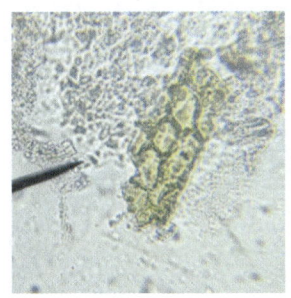
3. 油管碎片

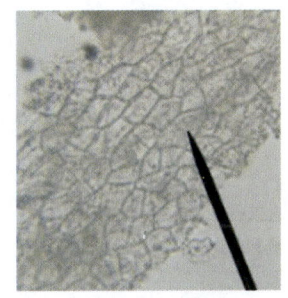
4. 外果皮细胞

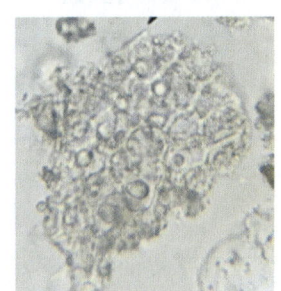
5. 内胚乳细胞

图 7-32-1　小茴香粉末显微组织图

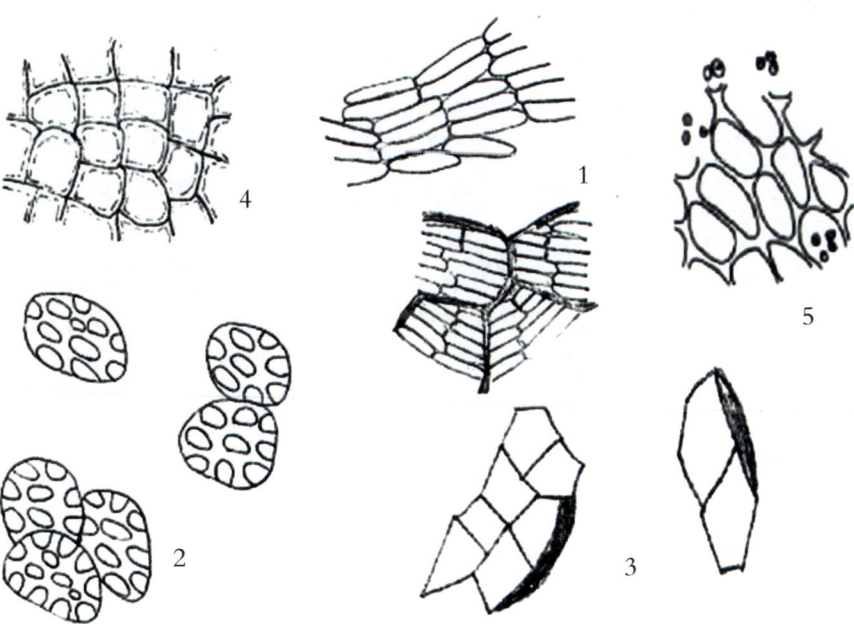

1. 内果皮镶嵌细胞　2. 网纹细胞　3. 油管碎片　4. 外果皮细胞　5. 内胚乳细胞

图 7-32-2　小茴香粉末显微墨线图

实训三十三　麻黄的显微鉴定

一、实训目的

（1）掌握麻黄粉末主要的显微特征。
（2）掌握麻黄气孔、嵌晶纤维、麻黄式穿孔板在显微镜下的形态特征。
（3）通过实验，进一步掌握全草类药材的显微特征。

二、实训仪器、材料与试剂

（1）仪器：显微镜、载玻片、盖玻片、酒精灯、吸水纸、擦镜纸、竹签、药匙、标签纸等。
（2）材料：药材粉末，为麻黄科植物草麻黄 *Ephedra sinica* Stapf，中麻黄 *Ephedra intermedia* Schrenk ex Mey.，或木贼麻黄 *Ephedra equisetina* Bunge 的干燥草质茎。
（3）试剂：水合氯醛试剂、稀甘油试剂、蒸馏水等。

三、实训要点与难点

（1）麻黄气孔的特征。
（2）麻黄表皮细胞及纤维都含有草酸钙砂晶，注意区分。

四、显微鉴定实训内容

（1）粉末特征：呈棕色或绿色，气微香，味涩，微苦。
（2）气孔：特异，下陷，保卫细胞侧面观呈哑铃状或电话听筒状。
（3）色素块：散在，不规则形，黄棕色至红棕色。
（4）纤维：多而壁厚，木化或非木化，狭长，胞腔狭小，常不明显，外壁布满草酸钙砂晶和方晶，称为嵌晶纤维。
（5）表皮细胞：类长方形或类多角形，外壁布满草酸钙砂晶，角质层极厚。
（6）导管：为螺纹、具缘纹孔及网状具缘纹孔导管，细小，具缘纹孔圆形，有的纹孔口相交成十字形；导管分子端壁斜面相接，接触面具多数圆形穿孔，排成1~3列，成为麻黄式穿孔板。

五、思考题与作业

1. 思考题

（1）麻黄粉末中哑铃状或电话听筒状的气孔是如何形成的？
（2）如何区分含有砂晶的纤维及含有砂晶的表皮细胞？

2. 作业

绘制麻黄粉末主要的显微特征图。

六、显微组织与墨线图

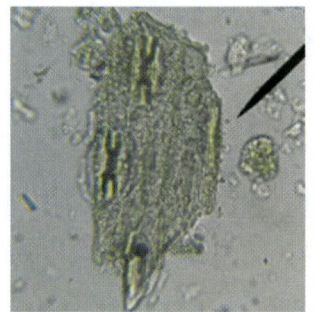
1a. 气孔

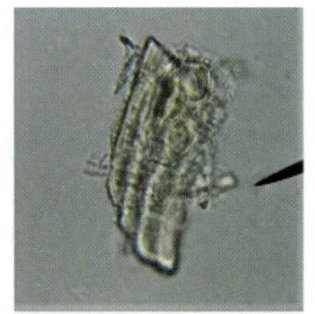
1b. 气孔

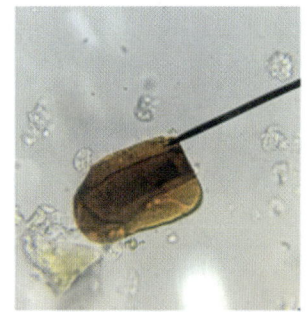
2. 色素块

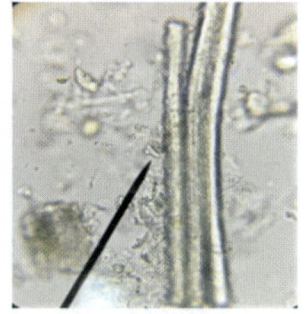
3. 嵌晶纤维

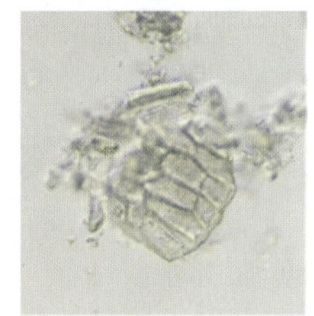
4. 表皮碎片

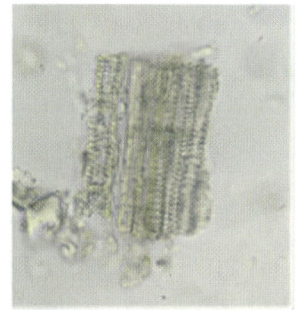
5. 导管

图 7-33-1 麻黄粉末显微组织图

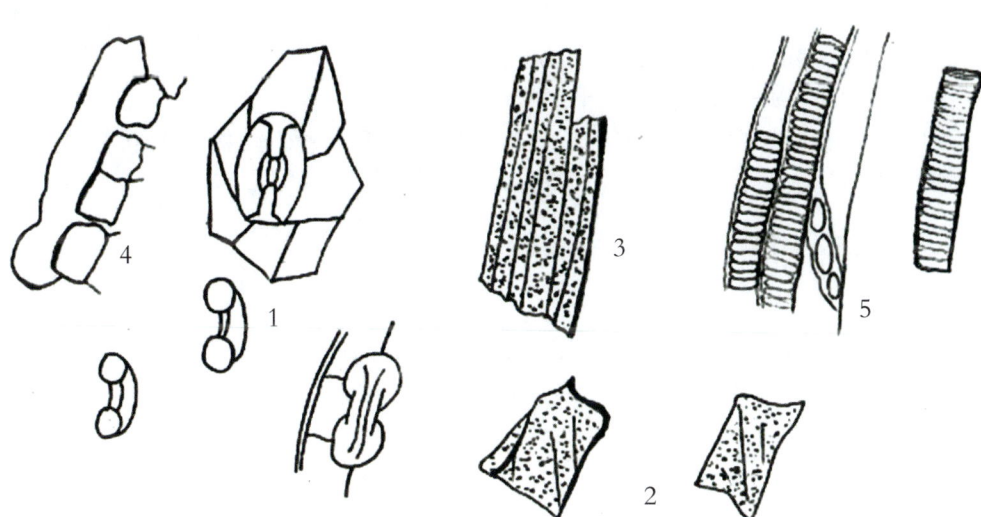

1. 气孔 2. 色素块 3. 嵌晶纤维 4. 表皮碎片 5. 导管

图 7-33-2 麻黄粉末显微墨线图

实训三十四　薄荷的显微鉴定

一、实训目的

（1）掌握薄荷粉末主要的显微特征。
（2）掌握薄荷腺鳞、腺毛、非腺毛在显微镜下的形态特征。
（3）通过实验，进一步掌握全草类药材的显微特征。

二、实训仪器、材料与试剂

（1）仪器：显微镜、载玻片、盖玻片、酒精灯、吸水纸、擦镜纸、竹签、药匙、标签纸等。
（2）材料：药材粉末，为唇形科植物薄荷 *Mentha canadensis* L. 的干燥地上部分。
（3）试剂：水合氯醛试剂、稀甘油试剂、蒸馏水等。

三、实训要点与难点

（1）注意区分薄荷腺毛、非腺毛、小腺毛、腺鳞。
（2）薄荷气孔的轴式类型。

四、显微鉴定实训内容

（1）粉末特征：呈黄绿色，气芳香，味辛凉。
（2）腺鳞：顶面观呈圆形，侧面观呈扁球形，头部多由8个分泌细胞排列成辐射状，腺柄单细胞，极短，内含淡黄色分泌物。
（3）小腺毛：头部及柄部均为单细胞。
（4）非腺毛：由1~8个细胞组成，常弯曲，壁厚，表面具细密的疣状突起。
（5）表皮细胞：垂周壁呈波状弯曲，有众多直轴式气孔。

五、思考题与作业

1. 思考题

（1）腺鳞是属于什么组织？其存在对植物体有什么作用？
（2）全草类药材的显微鉴定应注意什么？

2. 作业

绘制薄荷粉末主要的显微特征图。

六、显微组织与墨线图

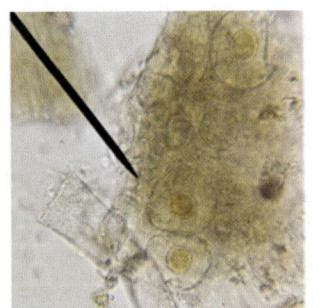
1．腺鳞

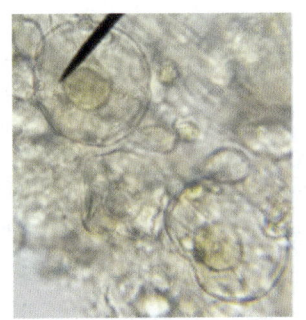
2．小腺毛

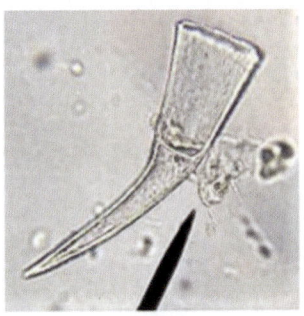
3．非腺毛

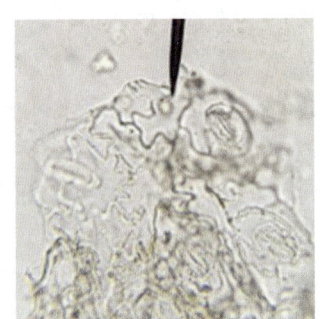
4．表皮细胞及气孔

图 7-34-1　薄荷粉末显微组织图

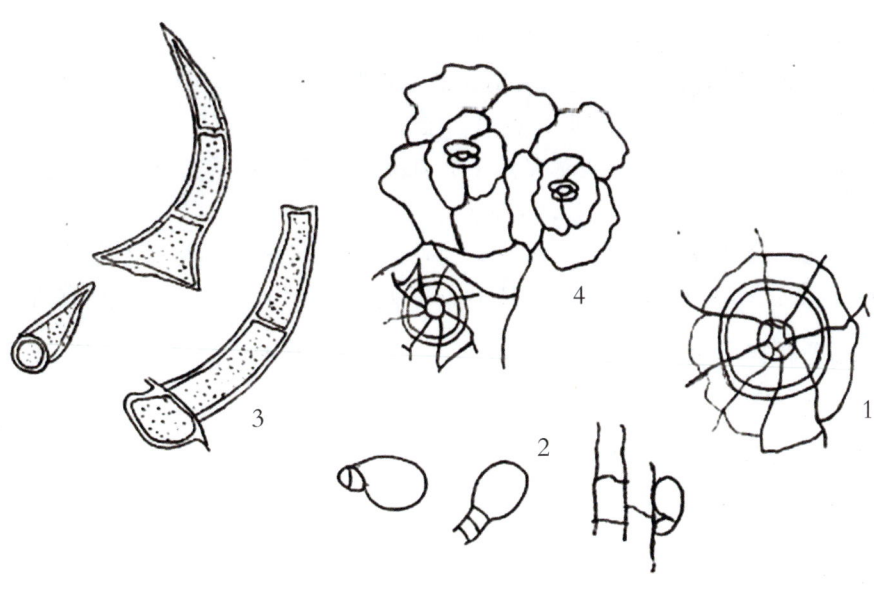

1．腺鳞　2．小腺毛　3．非腺毛　4．表皮细胞及气孔

图 7-34-2　薄荷粉末显微墨线图

实训三十五　穿心莲的显微鉴定

一、实训目的

（1）掌握穿心莲粉末主要的显微特征。
（2）掌握穿心莲腺鳞、气孔、非腺毛在显微镜下的形态特征。
（3）通过实验，进一步掌握全草类药材的显微特征。

二、实训仪器、材料与试剂

（1）仪器：显微镜、载玻片、盖玻片、酒精灯、吸水纸、擦镜纸、竹签、药匙、标签纸等。
（2）材料：药材粉末，为爵床科植物穿心莲 *Andrographis paniculata*（Burm.f.）Nees 的干燥地上部分。
（3）试剂：水合氯醛试剂、稀甘油试剂、蒸馏水等。

三、实训要点与难点

（1）穿心莲气孔的轴式类型。
（2）穿心莲晶细胞内含有大型螺状钟乳体。

四、显微鉴定实训内容

（1）粉末特征：呈绿色，气微，味极苦。
（2）含晶钟乳体：上下表皮均有增大的晶细胞，内含大型螺状钟乳体，直径约至36 μm，长约至180 μm，较大端有脐样点痕，层纹波状。
（3）腺鳞：头部扁球形，头部多为8个细胞，亦有4或6个细胞，极短，顶面观呈类球形。
（4）气孔：下表皮密布气孔，直轴式，副卫细胞大小悬殊，也有不定式。
（5）非腺毛：1~4细胞，长约至160 μm，基部直径约至40 μm，表面有角质纹理。

五、思考题与作业

1. 思考题

（1）穿心莲的腺鳞与薄荷的腺鳞在形态上有什么区别？
（2）含晶钟乳体是穿心莲的什么组织？

2. 作业

绘制穿心莲粉末主要的显微特征图。

六、显微组织与墨线图

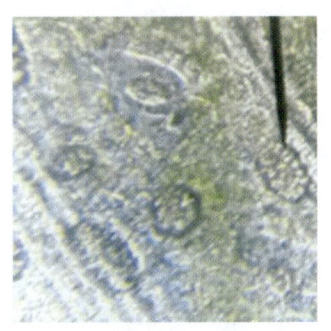
1. 含晶钟乳体

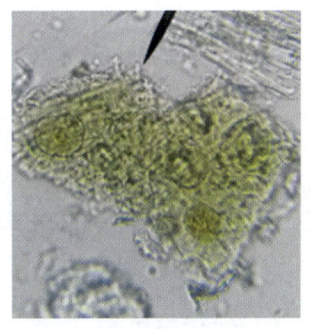
2. 腺鳞

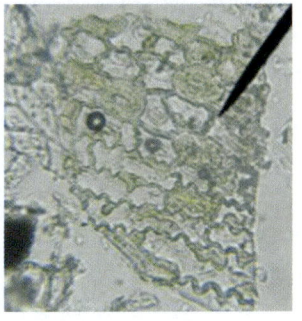
3. 气孔

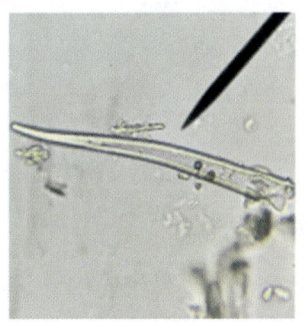
4. 非腺毛

图 7-35-1　穿心莲粉末显微组织图

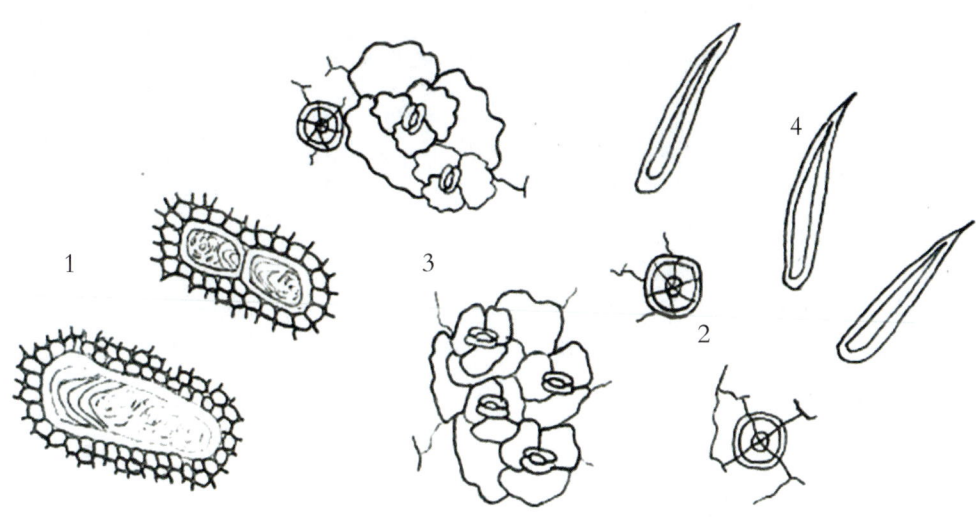

1. 含晶钟乳体　2. 腺鳞　3. 气孔　4. 非腺毛

图 7-35-2　穿心莲粉末显微墨线图

实训三十六　海金沙的显微鉴定

一、实训目的

（1）掌握海金沙粉末主要的显微特征。
（2）掌握海金沙孢子、非腺毛在显微镜下的形态特征。
（3）通过实验，进一步掌握其他类药材的显微特征。

二、实训仪器、材料与试剂

（1）仪器：显微镜、载玻片、盖玻片、酒精灯、吸水纸、擦镜纸、竹签、药匙、标签纸等。
（2）材料：药材粉末，为海金沙科植物海金沙 *Lygodium japonicum*（Thunb.）Sw. 的干燥成熟孢子。
（3）试剂：水合氯醛试剂、稀甘油试剂、蒸馏水等。

三、实训要点与难点

（1）海金沙孢子囊环带细胞的形态特征。
（2）海金沙孢子外观形态特征。

四、显微鉴定实训内容

（1）粉末特征：深棕色，气微，味淡。
（2）孢子：为四面体，三角状圆锥形，顶面观三角锥形，侧面观类三角形，可见三叉裂隙，底面观类圆形，外壁光滑，内外两层明显，外层较厚，内层较薄，边缘唇状加厚。
（3）非腺毛：有1~4个细胞，顶端细胞较长，有的含黄棕色物。
（4）孢子囊环带细胞：表面观呈长方形，一端较狭，两垂周壁甚厚，木化，层纹明显，胞腔内含淡黄色物。
（5）孢子囊壁细胞：黄棕色，表面观呈类长方形，垂周壁微波状弯曲，胞腔内含黄棕色物，有的细胞具皱褶，皱褶处色泽尤深。
（6）叶表皮：少见，细胞深波状弯曲，气孔圆形或长圆形。

五、思考题与作业

1. 思考题

（1）海金沙用火试法进行鉴定，会发生什么现象？
（2）海金沙孢子与红花花粉粒的显微特征有什么区别？

2. 作业

绘制海金沙粉末主要的显微特征图。

六、显微组织与墨线图

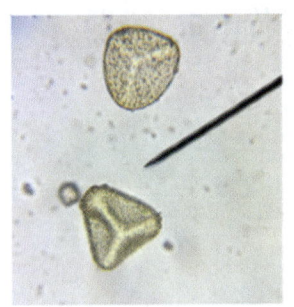
1. 孢子

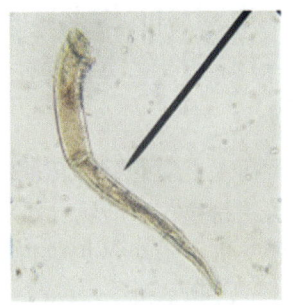
2. 非腺毛

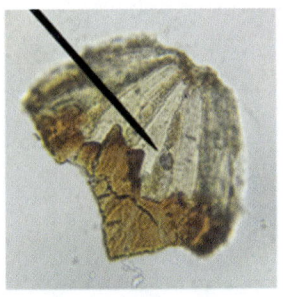
3. 孢子囊环带细胞

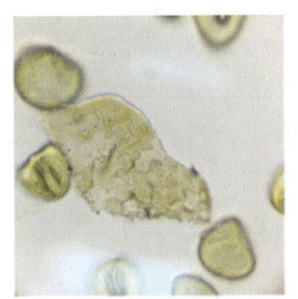
4. 孢子囊壁细胞

图 7-36-1　海金沙粉末显微组织图

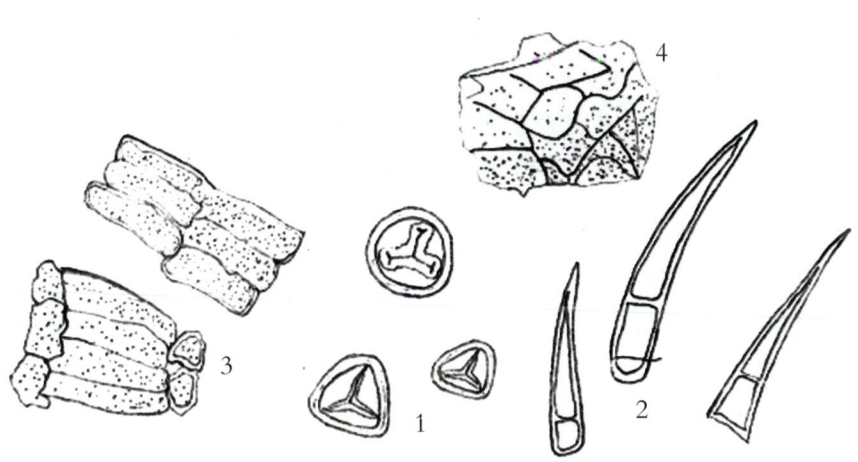

1. 孢子　2. 非腺毛　3. 孢子囊环带细胞　4. 孢子囊壁细胞

图 7-36-2　海金沙粉末显微墨线图

实训三十七　蒲黄的显微鉴定

一、实训目的

（1）掌握蒲黄粉末主要的显微特征。
（2）掌握蒲黄花粉粒、草酸钙针晶在显微镜下的形态特征。
（3）通过实验，进一步掌握花类药材的显微特征。

二、实训仪器、材料与试剂

（1）仪器：显微镜、载玻片、盖玻片、酒精灯、吸水纸、擦镜纸、竹签、药匙、标签纸等。
（2）材料：药材粉末，为香蒲科植物水烛香蒲 *Typha angustifolia* L. 或东方香蒲 *Typha orientalis* Presl. 或同属植物的干燥花粉。
（3）试剂：水合氯醛试剂、稀甘油试剂、蒸馏水等。

三、实训要点与难点

（1）蒲黄花粉粒的特点。
（2）注意区分蒲黄和海金沙性状特征以及显微特征上的不同点。

四、显微鉴定实训内容

（1）粉末特征：黄色，气微，味淡。
（2）花粉粒：黄色，类球形、椭圆形、圆三角形或广卵圆形，直径 17~29 μm，表面具拟网状雕纹，周边轮廓线光滑，呈凸波状或齿轮状，具单孔，不甚明显。
（3）草酸钙针晶：长，末端尖锐或稍钝，量多。
（4）花粉囊内壁细胞：表面观略呈条状，细胞界不明显，有不规则螺状纹理。

五、思考题与作业

1. 思考题

（1）蒲黄的花粉粒有什么形态特征？
（2）比较蒲黄和海金沙在性状鉴别上的异同。
（3）比较蒲黄和松花粉花粉粒的异同。

2. 作业

绘制蒲黄粉末主要的显微特征图。

六、显微组织与墨线图

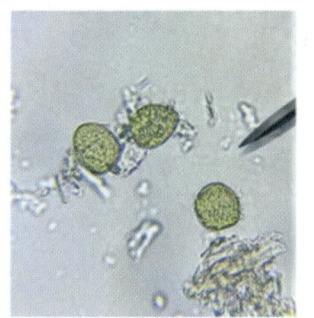 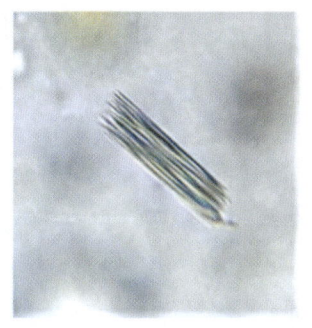 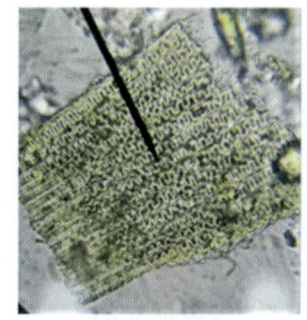

1. 花粉粒　　　　　　　2. 草酸钙针晶　　　　　　3. 花粉囊内壁细胞

图 7-37-1　蒲黄粉末显微组织图

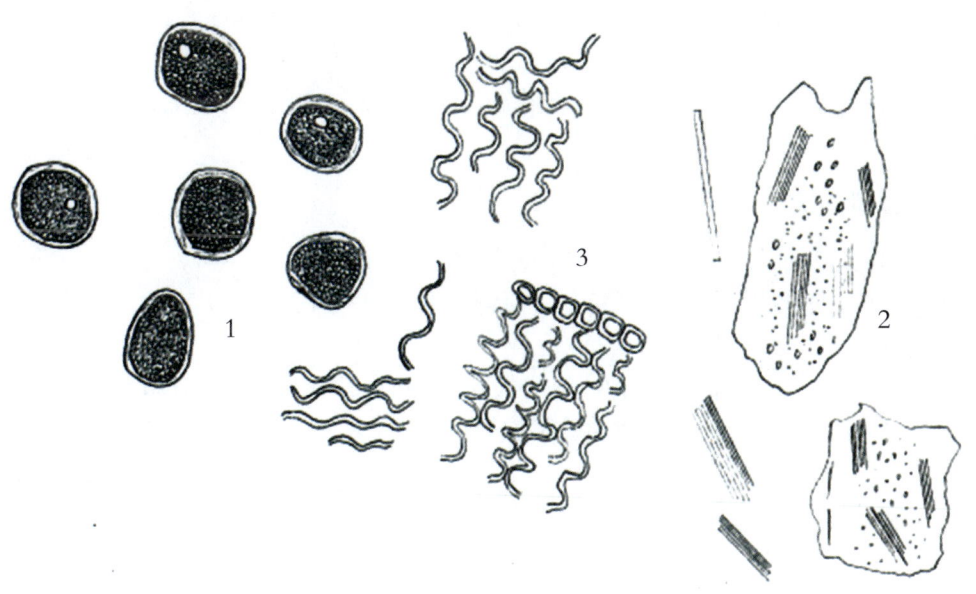

1. 花粉粒　2. 草酸钙针晶　3. 花粉囊内壁细胞

图 7-37-2　蒲黄粉末显微墨线图

实训三十八　地龙的显微鉴定

一、实训目的

（1）掌握地龙粉末主要的显微特征。
（2）掌握动物类药材在显微镜下的形态特征。
（3）通过实验，进一步掌握动物类药材的显微特征。

二、实训仪器、材料与试剂

（1）仪器：显微镜、载玻片、盖玻片、酒精灯、吸水纸、擦镜纸、竹签、药匙、标签纸等。
（2）材料：药材粉末，为钜蚓科动物参环毛蚓 *Pheretima aspergillum*（E. Perrier）的干燥粉末。
（3）试剂：水合氯醛试剂、稀甘油试剂、蒸馏水等。

三、实训要点与难点

（1）动物类药材粉末的制片应注意的问题。
（2）正确区分地龙表皮碎片和斜纹肌纤维。
（3）利用显微镜和显微技术观察动物药的组织和粉末特征，以鉴定动物类药的真伪和纯度。

四、显微鉴定实训内容

（1）粉末特征：淡灰色或灰黄色，气微腥，味微咸。
（2）斜纹肌纤维：无色或淡棕色，肌纤维散在或相互绞结成片状，多稍弯曲，边缘常不整齐。
（3）表皮细胞：棕黄色，细胞界限不明显，布有暗棕色的色素颗粒。
（4）刚毛：少见，常碎断散在，单棕色或黄棕色，先端多顿圆，有的表面可见纵裂纹。

五、思考题与作业

1. 思考题
（1）地龙药材中习称"白颈"的是其哪个部位？
（2）描述地龙表皮碎片的细胞形状。
（3）描述地龙刚毛的形状特征。

2. 作业
绘制地龙药材粉末主要的显微特征图。

六、显微组织与墨线图

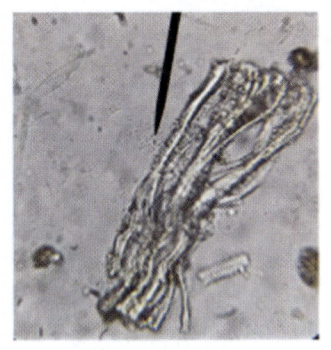
1. 斜纹肌纤维

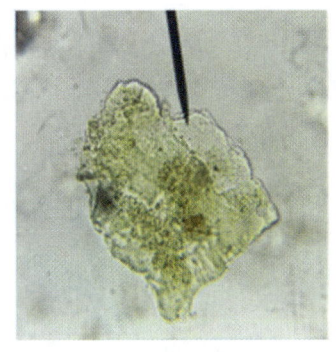
2. 表皮细胞

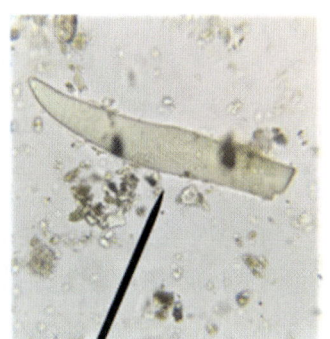
3. 刚毛

图 7-38-1　地龙粉末显微组织图

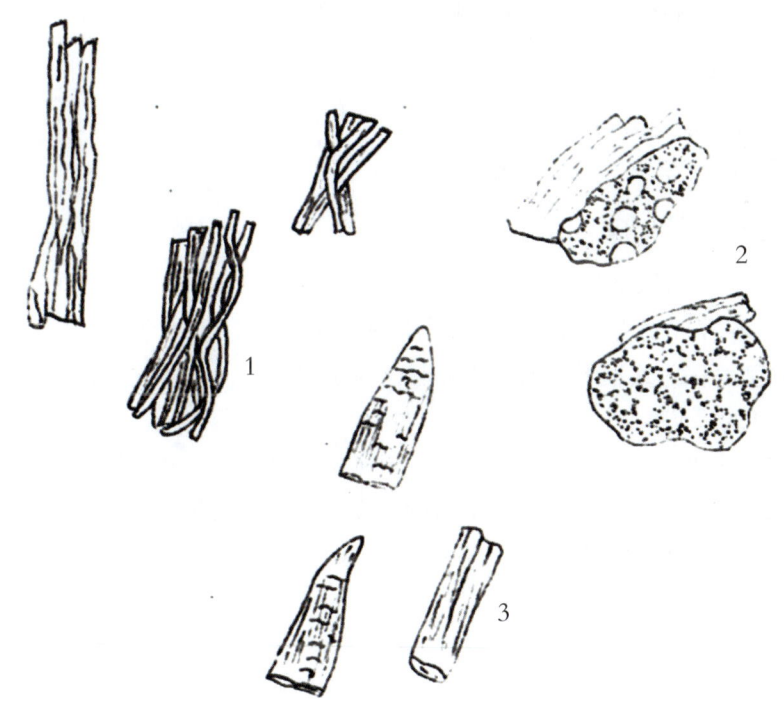

1. 斜纹肌纤维　2. 表皮细胞　3. 刚毛

图 7-38-2　地龙粉末显微墨线图

实训三十九　全蝎的显微鉴定

一、实训目的

（1）掌握全蝎粉末主要的显微特征。
（2）掌握动物类药材在显微镜下的形态特征。
（3）通过实验，进一步掌握动物类药材的显微特征。

二、实训仪器、材料与试剂

（1）仪器：显微镜、载玻片、盖玻片、酒精灯、吸水纸、擦镜纸、竹签、药匙、标签纸等。
（2）材料：药材粉末，为钳蝎科动物东亚钳蝎 *Buthus martensii karsch* 的干燥体。
（3）试剂：水合氯醛试剂、稀甘油试剂、蒸馏水等。

三、实训要点与难点

（1）全蝎刚毛的显微特征。
（2）正确区分全蝎体壁碎片和横纹肌纤维。

四、显微鉴定实训内容

（1）粉末特征：黄棕色或淡棕色，气微腥，味咸。
（2）体壁碎片外表皮：表面观呈多角形网格样纹理，表面密布细小颗粒，可见毛窝、细小圆孔和淡棕色或近无色的瘤状突起；内表皮无色，有横纹肌，内外表皮纵贯较多长短不一的细微孔道。
（3）刚毛：红棕色，多碎断，先端锐尖或钝圆，具纵直纹理，髓腔细窄。
（4）横纹肌纤维：多碎断，明带较暗带宽，明带中有一暗线，暗带有致密的短纵纹理。
（5）脂肪油滴：极多，散在，无色或淡黄色。

五、思考题与作业

1. 思考题

（1）是否所有的动物类药材都有肌纤维组织？
（2）比较全蝎和地龙在显微鉴别上的异同。

2. 作业

绘制全蝎粉末主要的显微特征图。

六、显微组织与墨线图

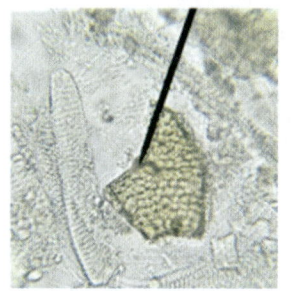
1a. 体壁外表皮

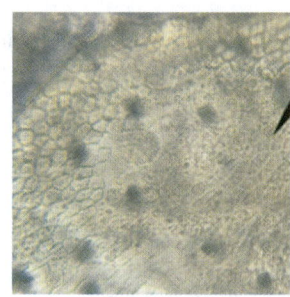
1b. 体壁外表皮

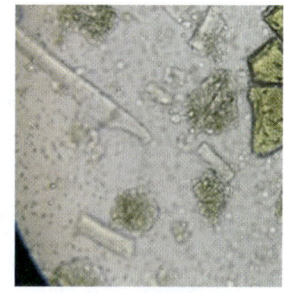
2. 刚毛

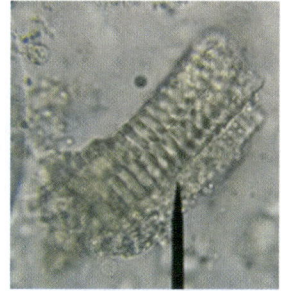
3a. 横纹肌纤维

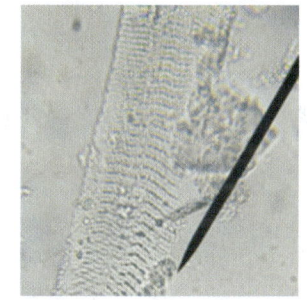
3b. 横纹肌纤维

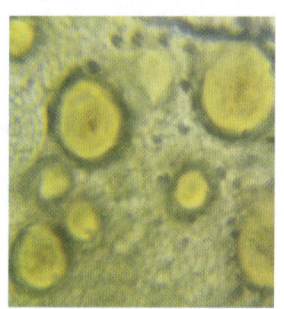
4. 脂肪油滴

图 7-39-1　全蝎粉末显微组织图

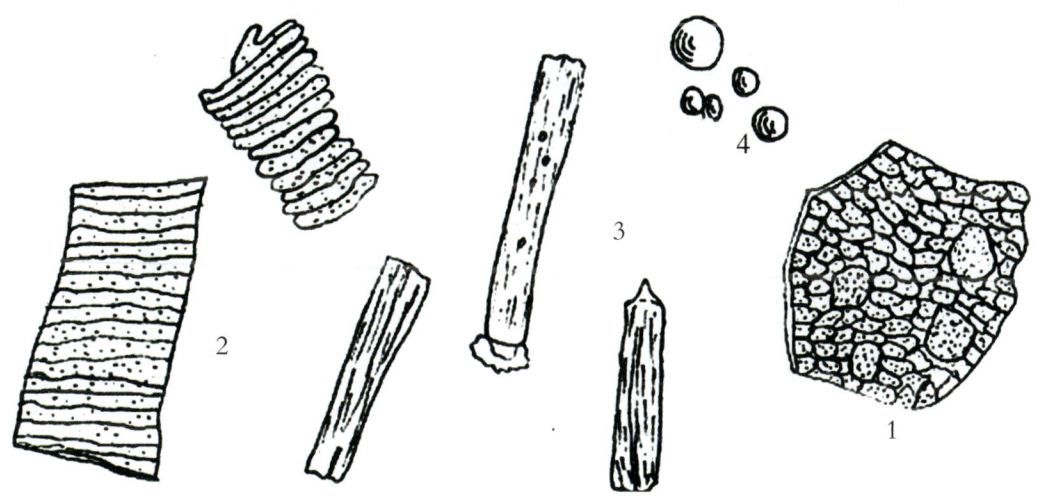

1. 体壁外表皮　2. 刚毛　3. 横纹肌纤维　4. 脂肪油滴

图 7-39-2　全蝎粉末显微墨线图

实训四十　珍珠的显微鉴定

一、实训目的

（1）掌握珍珠粉末主要的显微特征。
（2）掌握矿物类药材在显微镜下的形态特征。
（3）通过实验，进一步掌握动物矿物类药材的显微特征。

二、实训仪器、材料与试剂

（1）仪器：显微镜、载玻片、盖玻片、酒精灯、吸水纸、擦镜纸、竹签、药匙、标签纸等。
（2）材料：药材粉末，为珍珠贝科动物马氏珍珠贝 *Pteria martensii*（Dunker），蚌科动物三角帆蚌 *Hyriopsis cumingii*（Lea），或褶纹冠蚌 *Cristaria plicata*（Leach）等双壳类动物受刺激形成的珍珠。
（3）试剂：水合氯醛试剂、稀甘油试剂、蒸馏水等。

三、实训要点与难点

（1）珍珠粉末显微鉴别上的要点。
（2）珍珠粉末显微制片常用磨片法。
（3）贝壳类药材使用偏光显微镜更能清晰观察其结构特征。

四、显微鉴定实训内容

（1）粉末特征：类白色，气微，味淡。
（2）不规则碎块：半透明，具彩虹样光泽，表面显颗粒性，由数至十数包层重叠，片层结构排列紧密，可见致密的成层线条或极细密的微波状纹理。

五、思考题与作业

1. 思考题
（1）珍珠磨片法制片怎样操作？
（2）珍珠粉末水装片、水合氯醛装片显微观察，现象有何异同？
2. 作业
绘制珍珠粉末主要的显微特征图。

六、显微组织与墨线图

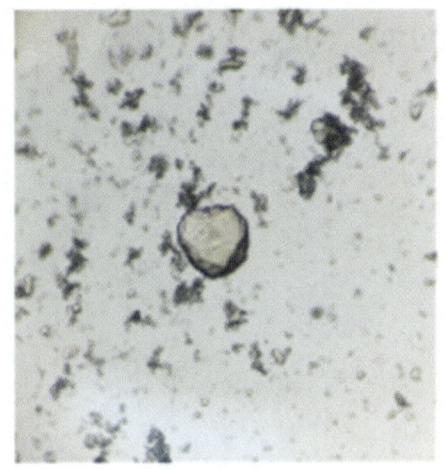

1a. 不规则碎块

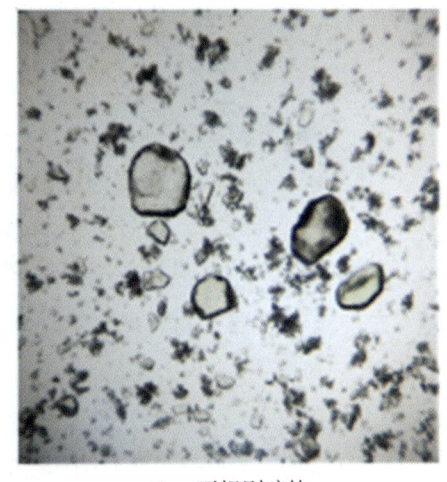

1b. 不规则碎块

图 7-40-1　珍珠粉末显微组织图

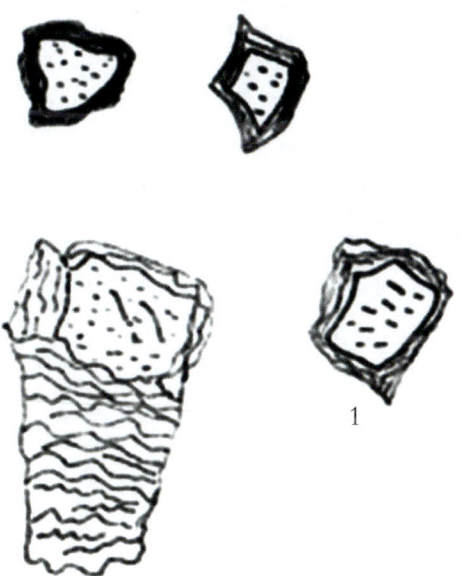

1. 不规则碎块

图 7-40-2　珍珠粉末显微墨线图

实训四十一　石膏的显微鉴定

一、实训目的

（1）掌握石膏粉末主要的显微特征。
（2）掌握矿物类药材在显微镜下的形态特征。
（3）通过实验，进一步掌握矿物类药材的显微特征。

二、实训仪器、材料与试剂

（1）仪器：显微镜、载玻片、盖玻片、酒精灯、吸水纸、擦镜纸、竹签、药匙、标签纸等。
（2）材料：药材粉末，为硫酸盐类矿物硬石膏族石膏，主含二水硫酸钙（$CaSO_4 \cdot 2H_2O$）。
（3）试剂：水合氯醛试剂、稀甘油试剂、蒸馏水等。

三、实训要点与难点

（1）矿物类药材粉末的制片方法。
（2）石膏粉末中有不定形白色半透明的晶体。
（3）矿石类药材使用偏光显微镜更能清晰观察其结构特征。

四、显微鉴定实训内容

（1）粉末特征：白色，气微，味淡。
（2）块状物：透明无色，多呈薄片状、纤维状或类方形，表面光滑，断裂处呈层皮状；偏光显微镜下呈亮白色至亮黄白色。
（3）不定形晶体：较大，极多，白色半透明，呈不规则块状，边缘不规则，多层重叠，长 75～175 μm，直径 20～125 μm。
（4）近方形晶体：不规则方形、长方形，表面光滑或可见斜的顺纹，边缘不整齐或有棱角，颗粒状晶体可见。

五、思考题与作业

1. 思考题

区别石膏与珍珠的显微特征。

2. 作业

绘制石膏粉末主要的显微特征图。

六、显微组织与墨线图

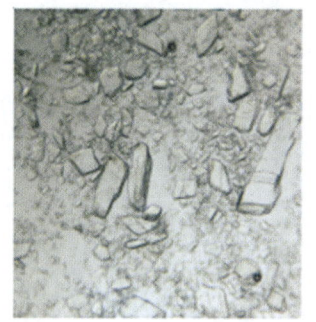
1. 块物状

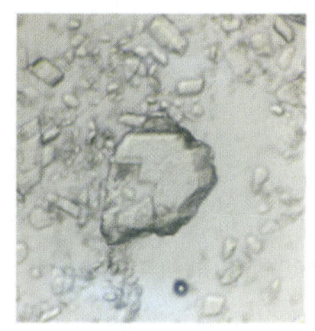
2a. 不定形晶体

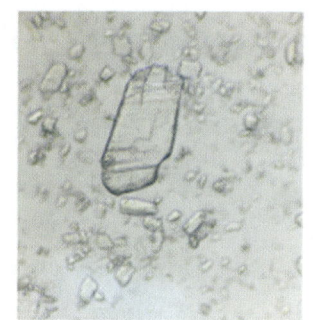
2b. 不定形晶体

图 7-41-1　石膏粉末显微组织图

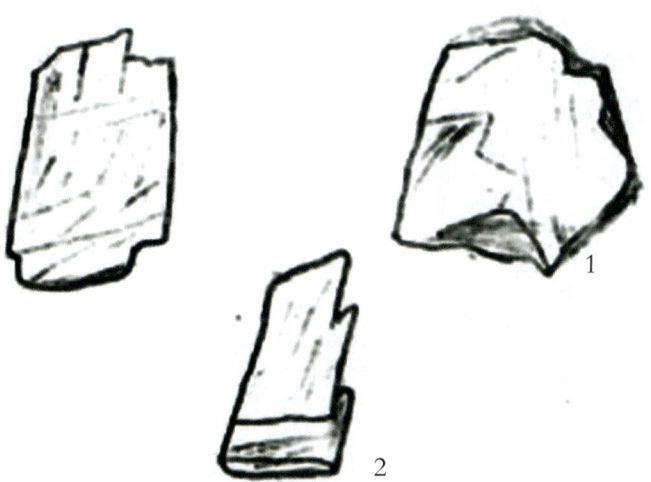

1. 块物状　2. 不定形晶体

图 7-41-2　石膏粉末显微墨线图

实训四十二　二妙丸的显微鉴定

一、实训目的

（1）掌握二妙丸粉末主要的显微特征。
（2）熟悉二妙丸的处方、制法、性状及显微鉴定方法。
（3）通过实验，进一步掌握中成药的显微特征。

二、实训仪器、材料与试剂

（1）仪器：显微镜、载玻片、盖玻片、酒精灯、吸水纸、擦镜纸、竹签、药匙、标签纸等。
（2）材料：中成药二妙丸。
① 处方：苍术（炒）500 g，黄柏（炒）500 g。
② 制法：以上二味，粉碎成细粉，过筛，混匀，用水泛丸，干燥，即得。
（3）试剂：蒸馏水、水合氯醛试剂、稀甘油试剂等。

三、实训要点与难点

（1）二妙丸中炒苍术、炒黄柏的显微鉴别特征。
（2）苍术的针晶小而短，常散在，不易观察。

四、显微鉴定实训内容

1. 性状

本品为黄棕色的水丸，气微香，微苦涩。

2. 粉末特征

（1）木栓细胞：淡黄色，壁极厚，有的胞腔不明显。（炒苍术）
（2）木栓石细胞：单个散在或数个成群，淡黄色，层纹可见，孔沟较密，也有的石细胞胞腔不明显，仅见多数细点状纹孔。（炒苍术）
（3）木纤维：大多成束，长梭形，淡黄色，壁甚厚，孔沟明显，胞腔狭细，少数较宽大。（炒苍术）
（4）草酸钙针晶：细小，长 5~30 μm，不规则充塞于薄壁细胞中。（炒苍术）
（5）导管：常为具缘纹孔导管及网纹导管。（炒苍术）
（6）石细胞：鲜黄色，类圆形或纺锤形，呈不规则分枝状，壁厚，层纹明显。（炒黄柏）
（7）纤维：鲜黄色，大多成束，周围细胞含草酸钙方晶，形成晶纤维，含晶细胞壁木化，增厚。（炒黄柏）

五、思考题与作业

1. 思考题

（1）苍术粉末在显微镜下显什么颜色？黄柏粉末在显微镜下显什么颜色？

（2）怎样区分苍术的木栓石细胞和黄柏的石细胞？

2. 作业

绘制二妙丸粉末的显微鉴别特征图。

六、显微组织与墨线图

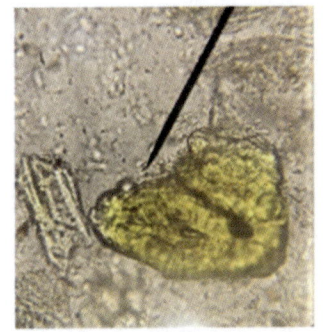

1. 石细胞

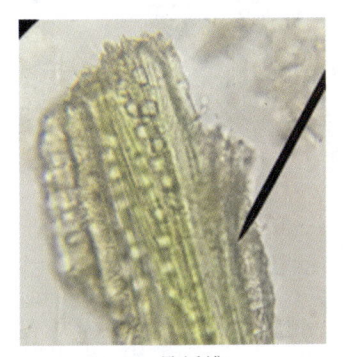

2. 晶纤维

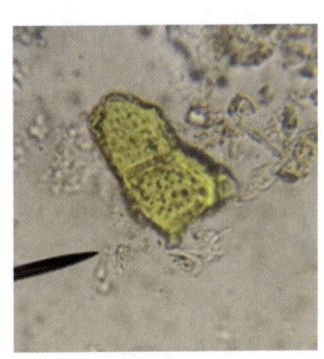

3. 木栓石细胞

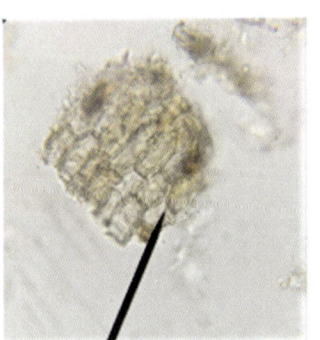

4. 木栓细胞

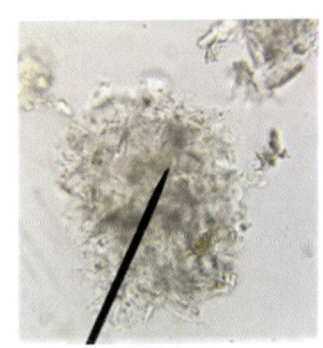

5. 草酸钙针晶

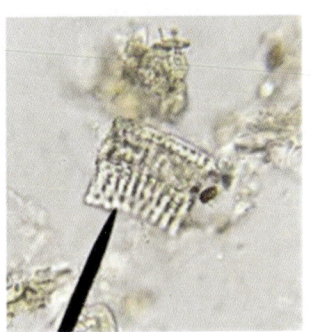

6. 网纹导管

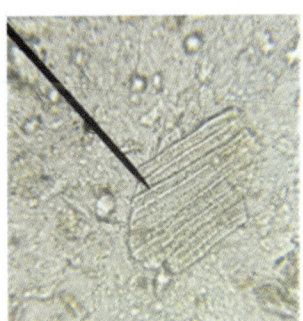

7. 木纤维

图 7-42-1　二妙丸粉末显微组织图

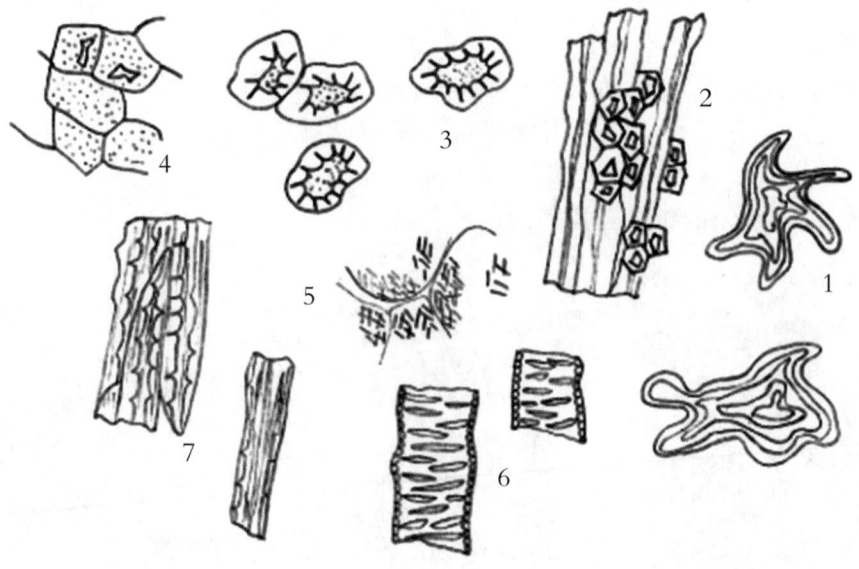

1. 石细胞　2. 晶纤维　3. 木栓石细胞
4. 木栓细胞　5. 草酸钙针晶　6. 网纹导管　7. 木纤维

图 7-42-2　二妙丸粉末显微墨线图

实训四十三　二陈丸的显微鉴定

一、实训目的

（1）掌握二陈丸粉末主要的显微特征。
（2）熟悉二陈丸的处方、制法、性状及显微鉴定方法。
（3）通过实验，进一步掌握中成药的显微特征。

二、实训仪器、材料与试剂

（1）仪器：显微镜、载玻片、盖玻片、酒精灯、吸水纸、擦镜纸、竹签、药匙、标签纸等。
（2）材料：中成药二陈丸。
①处方：陈皮250 g、半夏（制）250 g、茯苓150 g、甘草75 g。
②制法：以上四味，粉碎成细粉，过筛，混匀。另取生姜50 g，捣碎，加水适量，压榨取汁，与上述粉末泛丸，干燥，即得。
（3）试剂：蒸馏水、水合氯醛试剂、稀甘油试剂等。

三、实训要点与难点

（1）二陈丸中各个处方药的显微鉴别特征。
（2）中成药的显微怎样寻找各药材的专属特征。

四、显微鉴定实训内容

1．性状

本品为灰棕色至黄棕色的水丸，气微香，味甘，微辛。

2．粉末特征

（1）纤维：多成束，非木化或微木化，周围薄壁细胞常含草酸钙方晶，形成晶纤维。（甘草）
（2）油细胞：圆形，常多个相连。（陈皮）
（3）草酸钙方晶：成片存在于薄壁组织中。（陈皮）
（4）菌丝团块：不规则颗粒状团块和分枝状团块，无色，遇水合氯醛熔化，菌丝无色或淡棕色，直径4～6 μm。（茯苓）
（5）草酸钙针晶：成束存在于椭圆形黏液细胞中，或随处散在，针晶长20～144 μm。（半夏）

五、思考题与作业

1. 思考题

（1）如何进行中成药的显微鉴定？

（2）要观察二陈丸中茯苓的分枝状团块，必须制作什么装片？

2. 作业

绘制二陈丸粉末的显微鉴别特征图。

六、显微组织与墨线图

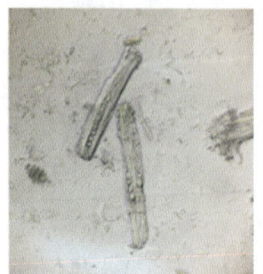

1. 晶纤维

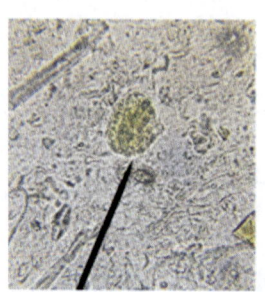

2. 油细胞

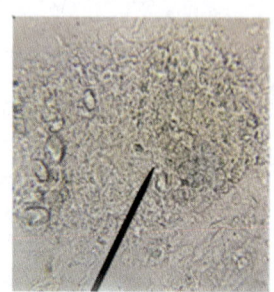

3. 草酸钙方晶

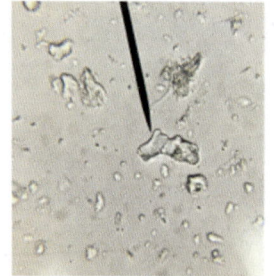

4. 分枝状团块

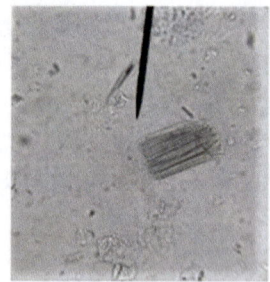

5. 草酸钙针晶

图 7-43-1　二陈丸粉末显微组织图

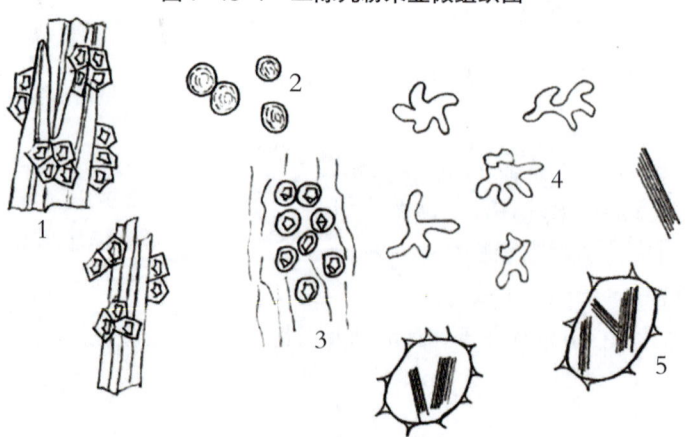

1. 晶纤维　2. 油细胞　3. 草酸钙方晶　4. 分枝状团块　5. 草酸钙针晶

图 7-43-2　二陈丸粉末显微墨线图

附录
全国职业院校技能大赛赛项规程

❯ 中药显微鉴别赛项

竞赛范围为30味常用中药（见附表1）。每组从30味中药中随机抽取2种中药粉末进行混合组成1包混合粉末。参赛选手取1包混合药材粉末进行显微鉴别，包括显微制片、显微观察，绘出粉末中药鉴别主要显微特征图，得出结论，写出理由。竞赛限时45分钟。

附表1 中药粉末显微鉴别品种

序号	品种	序号	品种	序号	品种
1	大黄	11	牡丹皮	21	五味子
2	黄连（味连）	12	厚朴	22	补骨脂
3	甘草	13	肉桂	23	小茴香
4	人参	14	黄柏	24	槟榔
5	当归	15	大青叶	25	麻黄
6	黄芩	16	番泻叶	26	薄荷
7	白术	17	丁香	27	穿心莲
8	半夏	18	洋金花	28	猪苓
9	浙贝母	19	金银花	29	珍珠
10	天花粉	20	红花	30	石膏

（一）中药显微鉴别操作所用物品

包括实验台、软椅、酒精灯、载玻片、盖玻片、竹签、探针、吸水纸、水合氯醛试剂滴瓶、蒸馏水试剂滴瓶、氢氧化钾试剂滴瓶、秒表、打火机、瓷盘（小）、席签、标签纸、记号笔、比赛用药粉末、普通显微镜等。

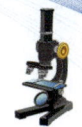

(二) 中药显微鉴别评分标准

附表2　中药显微鉴别评分细则

项　目	评分细则
粉末制片 （5分）	酒精灯使用，正确点火，用完后及时灭火，得1分；用完后不灭火离开，扣1分
	水合氯醛制片：取少量的混合药材粉末，置于洁净的载玻片上，加1～2滴水合氯醛试液，用食指与大拇指持住载玻片（如用钳子把持扣1分），透化1～2次，加1～2滴稀甘油，加盖洁净的盖玻片，用吸水纸吸取多余的稀甘油，得2分；如粉末焦化，扣1分；盖玻片表面污染扣1分
	水制片：取少量的混合药材粉末，置于洁净的载玻片上，加1滴水，加盖洁净的盖玻片，用吸水纸吸取多余的水，得1分；未做者扣1分
	乙醇或水合氯醛不加热制片：取少量的混合药材粉末，置于洁净的载玻片上，加1滴乙醇或水合氯醛试液，加盖洁净的盖玻片，用吸水纸吸取多余的试液，得1分；未做者扣1分
显微镜使用 （5分）	在低倍镜下，将制片放置在显微镜载物台上，得2分；如在高倍镜下放入，扣2分；正确使用光源，得1分；正确使用粗、细调节器，得2分；如在高倍镜下使用粗调节器，扣2分；造成盖玻片、载玻片被镜头压碎，扣5分
显微特征描绘 （40分）	鉴别报告中的药材的重要显微特征及标注正确，每一显微特征描绘正确且标注正确，得8分；错误者，不得分。此项重要的显微特征总数以不少于5个为限，总分40分。每一种药材重要的显微特征的界定依据，以2015年版《中华人民共和国药典》记载该药的显微鉴别的顺序为准
显微特征描述 （20分）	每一显微特征描述正确得4分，错误不得分。按2015年版《中华人民共和国药典》记载该药的显微鉴别进行界定
粉末鉴别结论 （30分）	写出混合粉末的药材名称，并将显微特征归类，写出1种药材名并归类正确得15分；写出2种药材名并归类正确得30分。如药材名称书写错误不得分；显微特征归类错误或不全面，错漏1个扣3分。书写必须清楚，整个药名太潦草导致评委无法辨认的，则视为答错
竞赛用时	作为排名的依据

（三）中药显微鉴别操作样题

20××年全国职业院校技能大赛——中药技能赛项

中药显微鉴别（高职组）

请45分钟内，按照2015年版《中华人民共和国药典》规定的方法，将1包未知混合粉末（2种药材）通过显微鉴别，包括显微制片、显微观察，绘出粉末显微鉴别特征图，得出结论，并写出其理由。

参考文献

1. 国家药典委员会. 中华人民共和国药典[Z]. 2015年版. 北京：中国医药科技出版社，2015.
2. 国家药典委员会. 中华人民共和国药典中药材显微鉴别彩色图鉴[M]. 北京：人民卫生出版社，2009.
3. 徐国钧. 中药材粉末显微鉴定[M]. 北京：人民卫生出版社，1986.
4. 张贵君. 常用中药显微鉴定[M]. 北京：化学工业出版社，2005.
5. 刘晓春. 药材商品鉴定技术[M]. 北京：化学工业出版社，2010.